Spende Lebenszeit
– Suche Erfüllung

SICKNESS OF BEING A NURSE

Mein Weg zu mir, zu dir, zum Universum

Die Geschichte einer Krankenschwester

Nina-Fabienne Schust

Spende Lebenszeit – Suche Erfüllung

INHALT

Hast du jemals gründlich darüber nachgedacht, was du suchst?

Gemerkt, dass da irgendetwas fehlt?

Du aber nicht genau weißt, wie du es beschreiben sollst?

Nur eines weißt du genau, du hast ein inneres Bedürfnis es zu finden.

Doch wenn du nicht weißt, was du eigentlich suchst, wie willst du es dann finden?

8

PROLOG

Es ist der 30.11.2021.

Heute vor genau einem Jahr hatte ich meinen absoluten Tiefpunkt erreicht.

Es war mein Geburtstag.

Ich war müde. Erschöpft. Traurig. Habe viel geweint zu der Zeit.

Ich war hilflos. Ja, beinahe ohnmächtig würde ich behaupten.

Zu dem Zeitpunkt war ich seit zwei Wochen in der psychiatrischen Einrichtung in Würzburg.

Aufgrund der Corona-Pandemie wurde aus der offenen Psychiatrie, eher eine geschlossene Abteilung.

Keiner durfte rein, keiner raus.

Also waren wir wie gefangen. 24 verletzte Seelen, wartend auf Heilung. Hilfe.

Wir waren allesamt so schön als Gruppe. So stark.

Und doch irgendwie alleine?

Eintrag aus meinem damaligen Tagebuch:

„Auf dem Weg hierher hatte ich große Angst, was auf mich zukommen wird. Wie die Menschen wohl drauf sind und was auf mich zukommen wird. Insgeheim aber die Hoffnung und das Wissen, das es das Richtige ist. Einen Schritt und vielleicht noch so klein, der mich vor zukünftigen Ängsten und Rückfällen bewahren soll. Damit ich in Zukunft nicht mehr dieselbe Person bin, die ich einst war. Zeitweise vermisse ich die -alte- Nina. Doch mittlerweile habe ich erkannt, dass diese Nina nicht mehr existieren kann, soll und will. Ich glaube, dies ist die wichtigste Erkenntnis. Es formt sich eine neue Nina und wächst jeden Tag ein wenig mehr. Wie eine Blume, die beginnt zu blühen. Oder ein Schmetterling, der sich aus seinem Kokon befreit. Mich mit allen Ecken und Kanten lieben und schätzen zu lernen. Stolz auf mich zu sein, was ich bereits geschafft habe. Einfach komplett bei mir zu sein. Als ich in die Klinik ging war ich vollkommen hilflos und ohnmächtig. Ich bin stolz auf mich, dass ich den Mut fassen konnte Hilfe anzunehmen. Ich habe so vieles gelernt in letzter Zeit. Aber vor allem, dass es nicht vieles braucht, um sich sicher und geborgen zu fühlen.“

Aber beginnen wir doch am Anfang der Geschichte.

The beginning.

THE BEGINNING

Geboren wurde ich am 30.11.1996 in einer kleinen Stadt namens Crailsheim. Einen Tag bevor man die wunderbaren Adventskalender auspacken darf. Da ich nicht länger warten konnte, das Licht der Welt zu erblicken, blieben in diesem Jahr die Adventskalender für meine Geschwister aus-das durfte ich mir die letzten Jahrzehnte anhören.

Doch bleiben wir neutral.

Gemeinsam mit meinen beiden Geschwistern und unseren Eltern lebten wir einige Jahre in Beuerlbach bei meiner Oma. Schön war's hier, soweit ich mich erinnern kann.

Und doch zogen wir in eine kleine Gemeinde namens Kreßberg.

Mehr Platz für uns alle. Keine Vermieter die meckern, weil um 22 Uhr noch Kinder sprechen. Und ab da lief in meinen Augen so vieles aus dem Ruder.

Meine Mutter zog mit uns und unserem Erzeuger aufs Land. Weit und breit große Wälder, Landflächen und ein riesiges Bauernhaus.

Wir sollten den Hof meines Opas übernehmen. Was sich für viele wie ein wahrgewordener Traum und ein schönes Leben anhört, war in Wirklichkeit der Beginn eines langen Leidensweges-für uns alle.

Ein Abkommen unter Geschwistern verpflichtete meine Eltern den Hof für mindestens 12 Jahre zu führen. Ich finde es immer noch unglaublich, wie man sich auf sowas einlassen konnte.

Sollten sie es nicht schaffen, müssten sie jeweils jedem Geschwisterteil eine 6-stellige Summe auszahlen. -Familie kann man sich eben nicht aussuchen.

Das mein Vater zuvor schon mit großen Geldbeträgen wettete und spielte, war damals schon kein allzu großes Geheimnis. Und natürlich gingen sie diesen Deal ein. Man müsse den anderen das Gegenteil beweisen, dass man es schaffen kann-sonst sei man nichts.

Also hieß: Spiel das Spiel und zwar besser als die anderen.

„Denn wir sind nicht die anderen", sagte meine Mama immer wieder.

Dieser Satz gehörte schon zu meinem Wortschatz seit der Vorschule. Lange Zeit fand ich es ätzend. Mittlerweile denke ich, ich habe verstanden, was Mama mir damals damit sagen wollte.

Wir drei wurden gemobbt über mehrere Jahre. Kinder können so grausam sein. So verletzend.

Daher ist jeder von uns weggezogen. Um neu anzufangen, wo uns keiner kennt. Wo kein Mensch eine Verbindung zum Namen hat. Ohne Vorurteile, ein neues Leben aufzubauen. Anstrengend, aber es lohnt sich.

Mein Anker

-eine Ausbildung zur Gesundheits- und Krankenpflegerin

Viele fragen mich über die Jahre, wieso ich diesen Job gewählt habe. Wieso ich ihn nicht schon vor langer Zeit aufgegeben habe. Wieso ich es immer wieder versuche in einem anderen Klinikum, in einem anderen Bundesland neu anzufangen und dem ganzen Gesundheitssystem doch noch eine Chance gebe.

Meine Antwort?

Ich bin da so hineingerutscht.

Aber ich habe meinen Beruf lieben und hassen gelernt. Es gab Tage, an denen ich heulend nach Hause kam. Und wiederrum Tage, an denen ich das Glück kaum fassen konnte, was mit der Medizin alles möglich ist und was wir erreichen könnten.

-Triggerwarnung:Alkoholkrankheit-

Wie so viele Jahre zuvor war mein Erzeuger am Geburtstag meiner Mama betrunken und führte sich wie ein perfekter Alkoholiker auf. Erläutern will ich das Ganze nicht. Doch in diesem Jahr hat sich etwas geändert.

ICH habe mich geändert.

Ich habe all meinen Mut gepackt und mich gegen ihn gestellt. -Damals war ich gerade frisch 18 Jahre.

Ich habe ihn versucht zur Vernunft zu bringen und wenigstens einmal nicht das Fest zu vermiesen. Und Hoppla- ich wurde noch am selben Tag aus unserem Haus geworfen... was mich nicht wunderte. Ich vergoss an diesem Tag keine Träne. Ich ging einfach.

Ohne mich umzudrehen. Ohne ein „Auf Wiedersehen".

Welch Glück hatte ich noch am selben Abend in das Wohnheim der Krankenpflegeschule einzuziehen?

Sicherlich bewundernswert, wenn man nachts um 23:00 Uhr die Schlüssel an der Pforte abholt. Doch in der Klinik ist wie immer jemand da. Keiner stellte Fragen, der Vertrag war bereits unterzeichnet und die Wohnung war leer. Geplant wäre es eine Woche später gewesen.

Mein Glück, meine Rettung, meine Erlösung. Runterkommen. Aufatmen. In Sicherheit sein. Allein.

Ich erinnere mich noch, wie meine Mutter weinend, mit dem Kopf gesenkt am Fenster stand. Dies war der Moment, in dem sie merkte, dass sie nun alles verloren hatte, was sie nie verlieren wollte. Wovor sie all die Jahre scheinbar Angst hatte.

Jahrelang hat sie gekämpft, doch gelebt hat sie bis heute nicht. Tut mir leid Mama, aber nun muss ich meinen eigenen Weg gehen und kann nicht länger die Verantwortung für dich tragen-was ich die letzten Jahre immer dachte ich müsste.

Eine Woche später ging die Ausbildung in Schwäbisch Hall dann los. Die Ausbildung war allem in allem kein Kinderspiel. Weder psychisch noch physisch. Es wird einem einiges abverlangt, was man davor nicht so im Kopf hatte. Man hat das Gefühl sein komplettes Leben dreht sich um das Klinikum. Als sei sie für die nächsten Jahre deine Sonne und du drehst dich um sie. Sehr früh lernt man Verantwortung für einige Menschenleben zu übernehmen, die man in unsere Obhut bringt. Aber es ist anders, als beim Babysitten oder beim Kaffeekränzchen bei Oma.

Eher ein Wachen über die Gebrechlichkeit jedes einzelnen Menschen. Deren Augen dir zeigen, wie unglaublich anstrengend das Leben sein kann und nun deine Unterstützung benötigen. Sie vertrauen dir blind. Kennen nicht mal deinen Namen. Glauben an dich, dass du hilfst. Dass du gibst ohne zu fragen. Sie wissen genau, wie hart es ist und sind sich dessen bewusst-trotzdem bekommen sie nicht genug.

Ich stellte mir damals schon immer wieder diese Fragen:

WIESO das Ganze?

WIESO bin ich hier?

WIESO bin ich zufrieden, dass alles so kam?

BEING a nurse was my anchor my life.

Ich wurde schätzen gelernt von meinen Kollegen. Mir wurden Dinge zugetraut, die ich mir niemals zuvor erträumt hätte zu tun. Es lag teilweise die Verantwortung von >20 Patienten auf meinen Schultern, ob ich wollte oder nicht. Dabei hatte ich doch selbst noch eigentlich keine Ahnung vom Leben.

So lief das, wenn man zum Dienst erschien. Ich habe mich durch diese Ausbildung weiterentwickelt in einen Menschen, der empathisch ist. Der es gelernt hat in jungen Jahren sich fürsorglich um andere zu kümmern. Deren Bedürfnisse anhand von Wimmern und Blicken zu erkennen. Mich eingelassen auf das Ganze. Gemeinsam die schlimmste Zeit mit sterbenskranken Menschen und deren Angehörigen zu durchleben. Das alles hat mich zu der Person gemacht, die ich heute bin. Und dabei würde ich mich niemals als „Heilige" bezeichnen. Eher als Begleiter, Freund, Seelsorger, Entertainer, Sekretärin, Kellnerin, Clown, Streitschlichter, Realist, Dolmetscher, Beziehungsratgeber und vieles mehr...kurz PFLEGERIN.

Das Ausüben des Berufs zeigte mir jeden Tag, wie dankbar ich sein kann, hier zu sein - frei zu sein. In diesem Land leben zu dürfen, mit allen staatlichen Absicherungen.

Den Beruf auszuüben gab mir das Gefühl, etwas Sinnvolles im Leben zu tun. Für mich, für die Allgemeinheit und vielleicht auch eines Tages für dich.

Als wäre ich es jemanden schuldig. Die Frage bleibt nur …"Wem?"

Ihr fragt euch nun vielleicht, in welche Richtung dieses Buch sich entwickeln wird.

Geht es um mich? Das Krankenhaus? Alkoholkonsum? Liebe?

Hoffnung? Um dich?

Das kristallisiert sich mit jedem Kapitel ein Stückchen näher heraus.

Ich möchte diesen Beruf auf keinen Fall schlecht reden. Im Gegenteil, es gibt wie überall sonnige und regnerische Tage. Bei dem ein oder anderen Beruf ist eben mehr Sonne als hier.

Ich möchte euch mitteilen, was alles passieren kann, wenn es so bleibt, wie es aktuell ist. Ein wenig „Backstage" mitnehmen. In mein Leben und meine Erfahrungen, egal ob positiv oder negativ. Einen Impuls setzen, Dinge zu hinterfragen.

Ob ich dafür meinen Kopf hinhalten muss? Vielleicht.

Ich möchte dir einen neuen Weg aufzuzeigen und Erkenntnisse zu machen, die mein Leben zum Positiven beeinflusst haben. Vielleicht findest du dich in einzelnen Zeilen wieder oder sogar dazwischen.

Es hat sich lange nichts getan, obwohl man die kleinen Wellen hat einbrechen sehen- Jetzt durch die Situation: die Pandemie, auch das Ganze, was auf das Gesundheitssystem die nächsten Jahre zukommen wird. Wie ein Tsunami, immer näher kommt und wir bleiben stehen, bis er uns wegspült.

Eintrag aus meinem damaligen Tagebuch, im Zentrum für seelische Gesundheit, gegen Ende des Klinikaufenthaltes:

„Auf dem Weg hierher hatte ich große Angst, was auf mich zukommen wird. Wie die Menschen wohl drauf sind und was auf mich zukommen wird. Insgeheim aber die Hoffnung und das Wissen, dass es das Richtige ist. Einen Schritt und vielleicht noch so klein, der mich vor zukünftigen Ängsten und Rückfällen bewahren soll. Damit ich in Zukunft nicht mehr dieselbe Person bin, die ich einst war. Zeitweise vermisse ich die -alte- Nina. Doch mittlerweile habe ich erkannt, dass diese Nina nicht mehr existieren kann, soll und will. Ich glaube, dies ist die wichtigste Erkenntnis. Es formt sich eine neue Nina und wächst jeden Tag ein wenig mehr. Wie eine Blume, die beginnt zu blühen. Oder ein Schmetterling, der sich aus seinem Kokon befreit. Mich mit allen Ecken und Kanten lieben und schätzen zu lernen. Stolz auf mich zu sein, was ich bereits geschafft habe. Einfach komplett bei mir zu sein. Als ich in die Klinik ging war ich vollkommen hilflos und ohnmächtig. Ich bin stolz auf mich, dass ich den Mut fassen konnte Hilfe anzunehmen. Ich habe so vieles gelernt in letzter Zeit. Aber vor allem, dass es nicht vieles braucht, um sich sicher und geborgen zu fühlen.“

03. Dezember 2020

ACTION

Stell dir vor, du musst ins Krankenhaus.

Sei es nur für eine banale Operation, die in den meisten Fällen ohne Probleme verläuft. Später bekommst du Komplikationen. Du bist im System bereits als Notfall eingebucht. Und trotzdem wartest du länger, weil es keine Kapazitäten gibt dich zu operieren. Du musst nachts um 01:30 Uhr in den OP und weißt nicht, was auf dich zukommt. Du hast Angst und bist erschöpft.

Du siehst in die Augen des OP-Teams und merkst wie müde sie eigentlich sind. Sie sind freundlich und bemühen sich dich bestens zu behandeln. Die Narkose hat begonnen und langsam schläfst du ein. Alles fühlt sich so warm und weich an. Du träumst, du bist in einer anderen Welt.

Was um dich herum geschieht, spürst du nicht. Du siehst nicht, wie hektisch die Pflege und die Ärztin werden. Es gibt Schwierigkeiten bei der Beatmung. Die Intubation gelingt und trotzdem stimmt irgendetwas nicht. Die beiden geben ihr Bestes, schaffen es gerade mit Mühe und Not dich am Leben zu halten-ohne bleibende Schäden. Hilfe ist gekommen, doch eigentlich schon zu spät. Dein Leben war gefährdet und du hast es nicht einmal mitbekommen.

Du hast einfach geschlafen.

Du hättest noch vor dem Eingriff sterben können. Deine Vitalwerte waren sehr kritisch. Zu diesem Zeitpunkt, mitten in der Nacht gab es kein „Back-up". Das gibt es eigentlich nie. Vor allem nicht in der Nacht.

Die beiden waren einfach allein in einem Haus, weit weg von

anderen OP-Gebäude. Die Narkose wird langsam zu Ende gehen. Du fühlst dich etwas benommen, aber gut. Natürlich erkundigst du dich nach der OP. Sie ist nach Plan verlaufen, war ja auch nur ein kleiner Eingriff. Nach der Narkose fragt keiner.

Doch gerade die Arbeit, nach der keiner fragt- die ist es, die dich am Leben hielt, zumindest heute Nacht. An einem Leichnam zu operieren bringt den Chirurgen auch nichts.

Du wirst in dein Zimmer gebracht und schläfst dich in Ruhe aus. Am nächsten Morgen ist alles in Ordnung, als wäre nichts passiert, als war es ein harmloser Eingriff, welcher nicht großartig in Erinnerung bleiben wird, zumindest nicht bei dir.

In den Menschen, die dich betreut haben wurde einiges ausgelöst. In erster Linie Wut, Furcht, Anspannung. verbunden mit Angst und Zweifel…Die Emotionen machen sich wie immer erst im Nachhinein bemerkbar.

Während du an deinem Frühstückstisch sitzt und deinen Tee trinkst, sitzen die beiden von der Anästhesie noch beieinander und versuchen herauszufinden, wie man DAS vermeiden kann. Es sei nicht der Erste und auch nicht der letzte solcher Vorfälle. Das darf man sich dann bei der Übergabe morgens von den Kollegen anhören.

Auch zu Hause nach einem langen Dienst macht man sich noch Gedanken, denn man hat den nahenden Tod vor Augen gesehen - bei einer jungen Frau, Mama, Freundin, die doch eigentlich kerngesund war. Nicht sehr viel älter als ich. Man ist dankbar, dass es doch noch gut gegangen ist und dennoch frustriert, dass es kaum eine optimale Lösung gibt, um solch einen Vorfall zu vermeiden.

CIRS- Meldungen und Gefährdungsanzeigen wurden verfasst-ohne

Erwartung auf eine Rückmeldung, denn das war nicht die erste in diesem Monat gewesen.

QUESTIONMARKERS IN MY HEAD

Seit wann sind wir so unmenschlich geworden?

Arbeiten wie Roboter?

Zählt wirklich nur das Geld?

Wann haben wir aufgehört das Leben richtig wertzuschätzen? Sind es wirklich wir?

Bin ich hier richtig?

Wir sparen in einem System, dass uns das Leben retten soll?

Warum haben wir dann dieses System überhaupt erschaffen?

Ist das, das Leben?

Wie lange können das die Ärzte, Pfleger, Hebammen, Reinigungskräfte, Sekretärinnen und so weiter noch durchstehen?

Wie lange WILL ich das noch machen?

Und wie lange kann ich das noch mit meinem Gewissen vereinbaren?

Wird es überall so weitergehen?

Kann ich daran irgendetwas verändern?

OUT OF CONTROL 24/7 Roboter

Das Verrückte am gesamten System ist, dass wir Tag ein Tag aus mit kranken Menschen unser Geld verdienen. Wir raten ihnen, regelmäßig zu essen und zu trinken, eine Work-Life-Balance zu finden und genügend Schlaf zu bekommen. Das bekommen wir seit Jahrzehnten eingetrichtert. Doch was ist mit den Menschen, die in diesem System arbeiten?

Da ist es dann egal, ob man mit zwei Tassen Kaffee kaum auf seinen Liter Flüssigkeit am Tag kommt. Gesund essen, wird eher zum Verschlingen der Speisen und letztlich war man, wenn es hoch kommt in seinem Dienst einmal auf der Toilette, weil zu allem anderen die Zeit gar nicht reichen würde.

Vom biologischen Schlafrhythmus muss ich gar nicht erst anfangen.

Aber 17 Stunden zu arbeiten geht. Muss gehen. Die Notfälle kommen ja nicht gerade wie im Urlaub mit Reservierung. Manchmal macht das einem selbst zu schaffen. Doch als Patient zu wissen, dass der Operateur vielleicht gerade die 5. OP durchführt und noch nicht einmal Zeit hatte, kurz sein Blutzuckerspiegel nach oben zu schieben... fraglich sich da ruhigen Gewissens operieren zu lassen. Vielleicht besser, man weiß nicht so viel über dieses Konstrukt namens Gesundheitssystem. Falls du weiterhin die Augen geschlossen lassen willst, leg das Buch lieber zur Seite und schau dir schöne Katzenvideos an.

Lange Rede, keinen Sinn. Wir werden die "Ausnahmen" nie verstehen, die in dem was wir eigentlich tagtäglich brauchen geschehen.

Wie verrückt ist es bitte, sich schlecht zu fühlen, weil man sich krank meldet?

Und sind es auch nur ein/ zwei Tage? 48 Stunden sollte man meinen, die anderen kommen ohne einen klar. Doch unser Hirn ist so darauf manifestiert, zu denken, es wäre nicht so.

Wir denken: „Mir geht es doch gar nicht so schlecht? Es würde doch schon irgendwie gehen. Irgendwie halt." Dann schleppt man sich angeschlagen zur Arbeit. Viele kommen mit Schmerzmitteln im Blut oder noch Schlimmeren. Nur darüber wird leider nicht gesprochen. Vielleicht sollte man hier mal Doping-Tests durchführen.... Aber dann fehlen vielleicht auch noch die letzten Leute, also lieber nicht.

Ziemlich bitter, wenn wir dann Patienten behandeln, die darauf angewiesen sind, dass unser Gehirn voll funktioniert und unser Kreislauf nicht einfach die „Biege" macht.

#Neujahrsvorsatz: Sich um sich selbst kümmern!

DEPRESSION

Bis der Körper nicht mehr so ganz mitspielt. Nicht nur meine

Psyche stellte sich quer. Es war mein kompletter Organismus. Erschöpft von unzähligen Diensten, nach meiner Moral, unter unmenschlichen Bedingungen und dem Fakt, nichts daran ändern zu können. Ich war wie in einer Ohnmacht gefangen. Konnte weder den Schmerz abfangen noch die Einsamkeit der einzelnen Patienten unterbinden. Und trotzdem versuchte ich mein Bestes. Alles zu geben, was mich letztlich mit in ein tiefes Loch gerissen hat.

Für mich ist es immer noch ein Thema, über das ich besser schreiben, als sprechen kann.

Bis dahin war es mir nicht gelungen rechtzeitig auf meinen Geist zu hören, doch damit soll nun ein für alle Mal Schluss sein. Schluss mit dem „deutschen Glauben", arbeiten zu gehen wäre alles was im Leben zählt. Schluss mit dem Einspringen an freien Tagen, Wochenenden oder im Urlaub. Eine Entscheidung, die mein Leben verändert hat. Meine Gesundheit an erste Stelle zu setzen und nicht unter die der ganzen Welt.

Es ist unglaublich, was täglich in den Krankenhäusern geleistet wird. Über viele Berufe bis hin zur Reinigungskraft und den Patienten, die das Leid unseres Systems ertragen müssen. Doch wie so oft sind wir in der Phase der Resignation angekommen. Wir akzeptieren diesen Zustand, mit der Hoffnung auf Besserung, die man seit Jahrzehnten versucht nicht aufzugeben. Weil genau die Menschen, die etwas zu sagen haben, auf ihren Privatstationen von vorn bis hinten versorgt werden können. Während ein Stock tiefer ein Mensch allein stirbt, weil die Pflegerin noch 24 weitere Patienten hat, um die sie sich kümmern muss.

AGAIN, AGAIN and AGAIN

Und da war er wieder, dieser Moment, bei dem man das Gefühl hat, alles dreht sich im Kreis.

Die Gedanken sind dieselben wie vor einem Jahr, vor 6 Monaten, vor 9 Monaten.

Immer wieder kommen sie zurück und ich frage mich, ob ich diesem Karussell jemals entspringen kann.

AUSSTEIGEN. Es ist an der Zeit aufzuwachen.

Vielleicht ist das die einzige Option. Die einzige Chance für mich.

Warum mache ich das ganze hier eigentlich nochmal? Weil ich noch der Meinung bin, es gibt einen Ort, an dem es bessere Bedingungen gibt!

NEXT STEP-Klappe die X-te

Fluch und Segen

In dem Sektor kann man sich ‚Auszeit technisch, kaum einfach mal gehen lassen. Denn sobald du einmal arbeitslos bist, wirst du gefühlt von allen Seiten angefahren.

„Was fällt Ihnen ein, während einer Pandemie zu kündigen?", schrie mich eine Dame von der Arbeitsagentur an. Sie hat mich noch nicht einmal ausreden lassen, dass ich eine Woche später wieder eine neue Stelle beginnen werde -hat sie nicht interessiert. Sie war mir direkt super sympathisch. #Ironie. Merci.

Manchmal ist es eine Qual, eine Menge Jobangebote zu bekommen. Denn die Entscheidung dahinter, wohin man zieht, was man hinter sich lässt und welcher Spuk als Nächstes kommt kann einem niemand vorhersagen. -Schade?!

Und doch irgendwie gehört es zum Leben dazu, sich auf neue Abenteuer einzulassen. Städte, Menschen und Erinnerungen hinter sich zu lassen. Um sich weiter zu entwickeln und festzustellen, was wirklich zählt. Was man wirklich vom Leben will.

Vorgesetzte, Kollegen, Dienstpläne, andere Arbeitszeiten, anderes Sozialleben, Freizeitgestaltung und noch so Vieles mehr ändert sich von dem einen auf den anderen Moment. Nur eins nicht, deine Beziehung zur Arbeit.

Anfangs gab es beinahe in jedem Klinikum von mir die Worte "Es läuft super auf der Arbeit und alle sind nett", zu hören. Nach dem dritten Klinikum fügte ich dem ganzen immer hinzu "…reden wir in ein paar Monaten nochmal darüber."

<u>Man wird geblendet</u> von den unterschiedlichsten Facetten, großen Eingangshallen, höheren Löhnen, neuen Geräten und neuen Aufgaben die man bestreiten kann.

KOMFORTZONE

Mittlerweile bin ich zurück, in meinem alten Klinikum und habe mich damit angefreundet niemals das perfekte Haus für mich zu finden, in dem alles „Stimmen" würde. Was für eine Illusion? Ja, vielleicht bin ich naiv. Aber daraus lernt man und kommt in Kontakt mit anderen, die ebenso auf der Suche nach ihrem Platz in der Welt sind.

Niemals hätte ich damit gerechnet wieder hier zu sein. Am Anfang meines beruflichen Werdegangs. Immer gehofft es würde in der anderen Klinik besser laufen, doch es sind viele Faktoren die eine große Rolle spielen, welche keiner von uns beeinflussen kann.

Wenn man einen Menschen fragt, was er vom Leben will, dann wissen heutzutage die wenigsten eine Antwort darauf. Es ist schwer sich zu entscheiden. Man lebt in verschiedenen Ebenen auf dieser Welt. Es gibt zu viel Auswahl. Alles ist schnelllebig und kurz. Viel zu viel digital. Und es gibt zu viele Möglichkeiten, sich über alles hinwegzutrösten.

Den einen ist Ruhm und Reichtum, sowie deren Bild nach außen extrem wichtig.

Andere kämpfen alleine mit ihren psychischen Problemen, weil sie Angst haben sie seien alleine und können sich keinem anvertrauen.

Und dann gibt es die, welche irgendwann erkennen wie unbedeutend all der Materialismus ist. Die sich für die einsetzen, die sie lieben und nun nach Glück streben. Hilfe annehmen, Dinge hinterfragen. Die ihre innere Ruhe finden möchten. Auf der Suche nach sich selbst sind und ihr volles Bewusstsein erlangen wollen.

Ich bin auf der Suche nach einem Ort, von dem ich nicht weiß, ob er überhaupt existiert.

ZOMBIEPLACE

Im Klinikum ist es zwischenzeitlich, als schwirren Geister umher. Die Menschen, die einst fröhlich waren und wirklich Interesse an der Gesundheit anderer hatten, sind einfach verloren. Ihre Gesichter sind leer, als hätten sie eine Botoxbehandlung gehabt. Frei von jeglichem Ausdruck. Keine Emotionen, keine Mimik, egal was passiert.

Wir sind wie gefangen. Immer mehr Menschen kündigen, weil sie wissen, dass selbst nach einer Pandemie das System sich nicht geändert hat. Suchen nach einem Ausweg, raus aus der Dauerschleife und dem unerbittlichem, undankbarem Arbeiten.

Monoton ist es nicht, aber dafür zehrend für alle. Jeder, der bleibt, wird gefragt, „Wann kündigst du?" oder „Hast du deine Kündigung schon abgegeben?".

Was können wir nur machen, um das zu ändern?

Uns fehlen die Antworten. Das schafft natürlich Frustration untereinander. Keiner weiß, was als Nächstes passiert. Daher wird geredet. Mehr als wir bräuchten und viel mehr, als sie wissen. Aber dennoch wissen sie alles besser.

Dem anderen das Leben schwer machen und Gerüchte in die Welt hinaustragen, ohne für die Konsequenzen jemals bestraft zu werden.

Wie gern wüsste ich, was damals über mich geredet wurde. Oder lieber nicht?

Mir ist egal, was die Menschen von mir halten und dennoch ist es nicht schön, wenn jemand über einen urteilt. Das einzige, was man tun kann, ist es sein Ego zurück zu nehmen.

Nächstenliebe.

Jedem bekannt und doch oft falsch verstanden.

Das Prinzip zu geben was man hat, ohne etwas dafür im Gegenzug zu verlangen oder zu erwarten.

„Dear Diary,

das Leben ist manchmal so kurz. Das wird mir auf der Überwachungsstation immer wieder und mehr bewusst. Oft fühlt es sich einfach nicht fair an. Man lernt die Menschen völlig neu schätzen, wenn man Tag ein Tag aus mit dem Tod und allem, was zuvor mit den Patienten passiert, miterlebt. Man ist ein Begleiter und oft näher beteiligt, als all die Angehörigen, die man sein Leben lang eigentlich kennt. Optimismus ist wunderbar, bringt allerdings auf dieser Station in den meisten Fällen falsche Hoffnung. Manchmal fühlt sich Hoffnung an wie Gift und ich kämpfe sehr damit das nicht zu nah an mich ranzulassen. Keiner spricht wirklich mehr über die Sterbenden und bereits Toten. Man tut sein Geschäft, als wäre nichts passiert. Ich bin in Gedanken noch bei dem Leichnam und frage mich, wie sein Leben war. Ich entwickle meine eigenen Rituale. Schicke noch Liebe und Trost an die Familie und an mich selbst. Das ist schließlich alles, was man in solchen Momenten noch tun kann.“

01. Juli 2021

Dieser Eintrag ist inzwischen etwas länger her. Und doch erinnere ich mich noch genau an den Tag. An die Situation. Nur leider nicht mehr an den Namen des Verstorbenen und das tut mir sehr leid. Aber mittlerweile sind es einige Menschen gewesen, die unter meinen Händen das letzte Mal die Augen geschlossen und nicht wieder geöffnet haben. Es ist immer noch ein komisches Gefühl. Jedes Mal. Und doch ein schöner Moment, wenn man weiß, dass die Person nun erlöst wurde. Es bleibt ein Schleier im Raum. Manchmal ist es total beängstigend und ich würde lügen, wenn ich sage, ich weine nicht an manchen Tagen um diese Personen.

Oft habe ich mich gefragt, wie meine Kollegen das ganze verarbeiten. Aber ein richtiges Gespräch kam leider nie wirklich zustande. Stattdessen ein flapsiger Spruch, dass man eben nicht so ein „Sensibelchen" sein soll.

Ich würde mir wünschen, dass es gerade für diese sensiblen Bereiche Ansprechpartner gibt, bei denen man sich öffnen kann. Schließlich gibt es zu wenig Therapeuten und nicht jeder findet es für nötig solche Situationen zu verarbeiten. Wobei es ein Thema ist, das viele Menschen belastet. Die einen mehr als die anderen. Aber spurlos geht es sicher an keinem vorbei. Vielleicht gibt es irgendwann einen offiziellen „Kummerkasten", der sich auch für die Mitarbeiter einbringt. Wäre zumindest ein Anfang.

Mir hilft das niederschreiben meiner Gedanken sehr. So entstand ein großer Teil dieses Buches. Anfangs waren es „nur" Notizen auf meinem Handy, bis es dann irgendwann unübersichtlich wurde. Nun werden genau diese Gedanken, diese Zeilen von fremden Menschen gelesen. Und wenn es auch nur einem von euch hilft sich verstanden zu fühlen, nicht so einsam zu fühlen, habe ich etwas Positives erschaffen.

- TRIGGERWARNUNG-

SUIZID

In den letzten Wochen wurde die Stimmung immer miserabler. Eine ärztliche Kollegin hat Suizid begannen. Man selbst weiß nicht wieso. Doch man stellt sich die Frage, warum niemand was gemerkt hat.

Wieso keiner einschreiten konnte? All das sind Fragen, die unbekannt sind. Wir können nicht alle retten, aber sollte das oberste Ziel nicht sein sich selbst zu retten?

Wir bekommen von Grund auf gelehrt, dass man sich um seine Nächsten kümmern soll.

Selbst die Diakonissen früher gaben ihr Leben der Heilung, Unterstützung und Versorgung der Kranken hin. Der Dank ihrer war dann wenigstens ein lebenslanger Platz im Mutterhaus. Dort konnten sie leben, bis sie sich verabschiedeten.

Doch heutzutage ist es nicht mehr so. Wir geben alles auf der Arbeit. Vernachlässigen unsere Familie, Freunde und sämtliche Beziehungen. Meist auch die zu uns selbst. Der Dank?

Gute Frage, ich sehe ihn bisher nicht.

Du vielleicht?

Man kann sagen, wir haben uns das Wissen angeeignet, damit wir selbst besser agieren können. Nur vernachlässigen und blenden so viel um uns aus.

Dass selbst nach Wochen man erst merkt, wie schlecht der eigene psychischer Zustand eigentlich ist. Wenn man dann mal frei hat, kann man ja darüber nachdenken.

„Wie geht es mir eigentlich?"

Wann hatte ich das letzte Mal ausreichend Schlaf? Sport gemacht? Genügend getrunken? Etwas anderes als Kaffee getrunken? Meine Freunde gesehen?

Dann merkt man, wie weit man eigentlich in diesem Loch schon wieder gelandet ist.

Dass die 10 Stunden schlafen mehr sind als Übermüdung. Dass sie die ersten Zeichen der rezidivierenden Depression sind. Man trägt sie seit Wochen wieder aktiv mit sich herum und hatte selbst keinerlei Zeit es zu verstehen. Und dann steht man da. Allein, und bekommt die innere Unruhe, die das alles mit sich bringt. Ich habe es bei mehreren Kolleg/en/innen beobachten können.

Und doch ist es ein Tabuthema. Keiner will es sich eingestehen. Akzeptieren, wie sehr man eigentlich vom Staat ausgebeutet wird. Und dann soll man sich still und heimlich wieder zurückkämpfen.

Am besten natürlich, ohne dass es jemand merkt, in welcher Misere man sich gerade befindet.

Good Luck!

Ich kann spätestens dann raten, euch Hilfe zu holen. Erste Anlaufstelle sind dann hoffentlich Freunde und euer Hausarzt, der Verständnis aufbringen sollte. Dann geht es weiter zum Psychiater, Psychologen bzw. Psychotherapeuten und so weiter. Bis man irgendwann wieder geeignet ist frei und selbstbestimmt in diesem

System seine Rolle zu erfüllen.

Und Achtung, was ist mit dem Betriebsarzt…Weiht man ihn ein? Ist man ehrlich? Oder schleppt man sein Laster mit sich selbst umher?

Das kannst nur du entscheiden. Ich kann euch nur so viel sagen…

Steht einmal in eurer Personalakte eine psychische Komponente, zieht es einen riesigen Rattenschwanz mit sich. Daher höre da ganz auf deine Intuition.

Denn eigentlich bist DU es, der sich aufgeopfert hat, dann nicht mehr fähig nachts zu arbeiten und Bereitschaftsdienste zu übernehmen. Oder vielleicht nicht mehr geeignet in den Augen des BA in deinem so geliebten Funktionsbereich zu arbeiten.

Denn schließlich hast du ständig Kontakt zu Hypnotika und Opiaten.

Oh, das wäre mir vorher NIE aufgefallen. Gut, dass sie das nun erwähnen. „Vielleicht nehme ich dann, ab diesem Hinweis ein paar Medikamente mit nach Hause." Davor wäre mir das ja niemals in den Sinn gekommen, aber ab dem Tag, an dem man den Mut hat seine Erkrankung auszusprechen. Genau ab da bist du eine Gefahr für die anderen und für dich selbst.

Anstrengend. Statt einem dann Unterstützung anzubieten, wollen Sie regelmäßig Berichte deines psychischen Zustands und eine Erlaubnis bzw. ein Schreiben deines Therapeuten, dass du nicht eigen- oder fremdgefährdend bist. Bei aller Liebe, wer diese Erkrankung mit sich rumträgt ist meist einer der besten

Schauspieler.

Schließlich merkt es kein Kollege und kein Vorgesetzter. Was bringt es dann eine Stichprobe zu machen vom jetzigen Gesundheitszustand? Der absolut falsche Weg in meinen Augen. Was die Pflegenden dann bräuchten, wäre eher die Frage, wie man die Arbeit ein wenig erleichtern kann. Was man als Betrieb vielleicht tun kann, dass die Stimmung und das Arbeitsklima erträglicher wird und vielleicht eine Zeit lang die Möglichkeit im Regelbetrieb zu arbeiten. Aber definitiv nicht das. Und hier sehen wir, es ist nicht alles Gold was glänzt. Wir weinen in Ecken, in denen uns keiner sieht. Nicht auf der Arbeit, sondern am Morgen danach. Zuhause, allein. Weil erst dann die ganze Anspannung und der Ballast Stück für Stück von einem abbröselt.

„Mach dir einen ruhigen Tag." Sagt dir dein Kollege, der deine Stelle übernimmt. „Mach ich"- innerlich liegt man dann wieder die nächsten 10 Stunden im Bett und fragt sich was man da eigentlich getan hat.

SAME SHIT-DIFFERENT DAY

-ein paar immer wiederkehrende Situationen

Eine weitere Dienst, aus dem ich euch nur auf die wichtigen Dinge sensibilisieren möchte.

Es ist nicht selbstverständlich, dass deine Kollegen dir helfen können. -Immer können und auch immer wollen.

Entweder sie stehen selbst fest und versuchen die 3 laufenden OPs gut zu betreuen. Oder sie sind so müde, dass sie sich frühzeitig schlafen legen, wenn in ihrem Bereich nichts ist.

Umso dankbarer bin ich, dass ich sagen kann einige Freundschaften auf der Arbeit geknüpft zu haben, die mir egal wie die Lage ist aufstehen und mir helfen.

Schockraummeldung: „Junge Patientin, vernichtender Schmerz zwischen den Schulterblättern, Blutdruckdifferenz zwischen links und rechts.“

Oh, oh.

Wir bereiten uns auf den Verdacht eines rupturierten Bauchaortenaneurysmas vor. Viele, die mit dieser Meldung angekündigt werden, schaffen es meist nicht mal mehr in die Klinik und der Schockraum wird abgesagt. Heute nicht.

Die Vorbereitungen laufen. Die Herzchirurgie der auswärtigen Klinik ist informiert für den Fall, dass wir eine ECMO einbauen müssen.

Bei Ankunft der Patientin wird festgestellt, dass sie kaum Deutsch kann und versteht. Jeglicher Versuch, sie zu beruhigen scheitert.

Daher benötigt sie eine leichte Sedierung für die Diagnostik. Anschließend konnte das ganze schnell deeskaliert werden, da die Bilder unauffällig waren.

Das heißt nicht, dass sie simuliert hat. Vielleicht ein Kommunikationsproblem. Ein extremer Krisenzustand, in dem sie sich befindet. Wir von der Anästhesie werden nichts erfahren. Für uns geht's weiter. Notfälle „abarbeiten".

Trotz allem- Hand aufs Herz- muss je jemand von euren Angehörigen ins Krankenhaus und es gibt Probleme bei der Kommunikation...tut uns, euch, und euren Angehörigen den Gefallen mitzukommen. Damit bist DU eine große Hilfe.

Im Dienst weiß man nie, wann ein Notfall kommt. Daher ist es auch immer ein mulmiges Gefühl, wenn man sich dann im Bereitschaftsdienstzimmer schlafen legt. Trotz allem, gehen wir schlafen, denn es ist unmöglich 17 Stunden hochkonzentriert durcharbeiten…

Hm. Muss ich nicht näher erläutern.

Als meine Kollegin gehen wollte, hörte ich sie nur leise meinen Namen rufen.

Ich habe sie beim zweiten Mal erst gehört und dachte erst, es sei nichts Schlimmes und ging sie suchen. Als ich sie beim vierten Mal rufen gefunden habe, sah ich den Schlamassel.

Ein Stationsarzt drückt die Leiste des völlig verwirrten Patienten ab. Die Schwester völlig aufgelöst versucht das Bett zu schieben und meine Kollegin drückt die Infusion in den Menschen hinein.

Arterielle Blutung unter einem VAC. Großartig, mal wieder. Gerade diese Leisten-VACS sind in letzter Zeit häufiger „empfindlich". Der Patient ist am Mittag operiert worden bei Z.n. Femoralis-Bypass wegen einer Wundheilungsstörung-Wundversorgung mit einer VAC.

Ich knie mich in das blutgetränkte Bett, ohne darüber nachzudenken, löse den Arzt ab und drücke. Wir ordern weitere Hilfe. Der Patient befindet sich in einem extrem kritischen Zustand. Vigilanz gemindert. Ich versuche ihn zu beruhigen, doch er kämpft sichtbar schon mit dem Blutverlust. Gemeinsam kommen wir in der Schleuse an, lagern den Patienten mit der OP-Pflege um, die in dieser Nacht wirklich zeigen konnten wie großartig sie im Team interagieren können.

Ich stehe immer noch auf der Lafette und werde wie ich bin, drückend auf dem Patienten, mit reingefahren in die Einleitung.

Normalerweise geht ein Notfall direkt in den OP-Saal. Doch hier war es nicht möglich. Der Patient verlor bereits immer wieder sein Bewusstsein. Und ohne Kreislauf-keine OP.

Endlich werde ich abgelöst, kann meine Kollegin unterstützen. Da dieser Notfall aus heiterem Himmel gekommen war, hatten wir keine Vorbereitungen treffen können. Schnell wird eine RSI vorbereitet, ein anderer organisiert Blut. Jemand weiteres unterstützt mit der Anlage von Zugängen. In diesem Fall muss jeder ran. Egal was er kann, jeder muss sein Bestes geben.

Nach gut 20 Minuten haben wir den Patienten im Saal. Schlafend. Kreislaufgestützt, aber stabil. Und die Operateure versorgen den defekten Femoralis-Bypass.

Alles ist gut gegangen. Wie -glücklicherweise- so oft und am nächsten Tag fragt keiner mehr wirklich nach, die Nacht wird gelöscht.

Another day, another shift

Wieder einmal steht ein langer Dienst bevor. Wir sind ausnahmsweise gut besetzt. 3 Spätdienste und eine Schülerin. Hallejuliah! Das könnte tatsächlich eine Pause geben. Dachten wir.

Nachdem im Zentral-OP 9 von 11 Sälen in den Dienst liefen, kamen zusätzlich 2 Schockräume, die Angio läuft und wer hätte es gedacht -etliche Nachmeldungen standen schon jetzt im Raum.

Wir arbeiten Stück für Stück die laufenden OPs ab. Während die Liste der Nachmeldungen immer weiter geht. Immerhin kein N0-akuter Notfall.

Jedes Mal, wenn das OP-Programm geöffnet wird, ploppt eine neue Nachmeldung auf. Es ist erst 17:00 Uhr und wir sind bereits erschöpft.

Sind ja „nur noch" 15 Stunden bis Feierabend. Nach und nach füllen wir den Aufwachraum mit Patienten, deren Schmerzzustände behandelt werden müssen. Das ist das Schönste am Beruf. Schmerzen nehmen- keiner muss sie aushalten, das ist meine Devise.

Allmählich sieht es aus, als würden wir das Chaos erstmal geordnet haben.

Ring, Ring Schockraummeldung: „Messerstecherei, offenes Abdomen, wach, stabil, ansprechbar."

Wir wissen, wo das endet. OP.

Vorausschauend wird alles vorbereitet, für die bevorstehende Intubation. Wir wissen nicht wie schlimm es ist. Nach einigen Minuten bekommen wir eine Übergabe des Notarztes vor Ort.

Doch wer hier Augen hatte, wusste binnen Sekunden Bescheid.

Wir befinden uns hier in Stuttgart. Ein Drogenabhängiger hatte Streit mit dem Dealer. Er zückte das Messer und uns schaut ein wunderschöner Darm an. Nicht im Patienten, sondern außerhalb.

Keine weiteren Details: Intubation, CT, ab in den OP.

Das wird eine lange Nacht. Im selben Moment kommt die nächste Schockraummeldung rein. Die Spätdienste haben bereits Feierabend. Sch…

Wir können es nicht zu dritt koordinieren und müssen hoffen, dass jemand länger bleibt.

Zwischenstand:

- Schockraum 1 -CT-OP
- Schockraum 2 -angemeldet
- OP-Appendix
- Im Aufwachraum liegt noch ein Patient unter Katecholaminen, kein IMC Bett.

Wir können uns auch heute nicht teilen. Gut, dass der Patient im OP noch relaxiert ist. So muss wenigstens nur einer länger bleiben.

Also trinke ich schnell einen Schluck Kaffee, denn heute, wird lang. Zwischenmeldung des anderen Schockraum: SHT, GCS 3-Intubation. Schlechte Prognose und vermutlich später Kraniotomie.

Super. Another one. Wie abgebrüht man wird, wenn man einfach müde ist.

Ich mache mich bereit, die nächsten 12 Stunden durchgehend im

OP zu stehen. Den Gedanken, meine Bett im Bereitschaftszimmer zu sehen, verschwindet komplett.

Man soll es nicht beschreien, aber irgendwann hat man ein Gefühl und kann einschätzen, welche OPs wie lange gehen- natürlich auch operateurabhängig.

Nachdem wir die Messerstecherei versorgt haben, kommt der nächste von der Liste in den OP. Die OP geht bis 3:00 Uhr nachts. Nachbetreuung exclusive. Meine Anästhesistin geht schlafen, genauso die OP-Pfleger/innen.

Ich bin wach, doch kämpfe damit meine Augen offen zu halten. Genau wie mein Patienten, der gerade aus der Narkose aufwacht.

Endlich, stabil, ansprechbar, keine Schmerzen, ab auf die Station.

Nachts sind die Schwestern auf Station oft allein, das heißt es kommt durchaus zu Wartezeiten. Doch heute geht es zum Glück schnell.

03:45 Uhr: ich gehe mir noch Wasser holen, was ich seit Stunden vor hatte und trinke das erste Mal seit meinem Dienstbeginn etwas anderes als Kaffee.

Durchatmen. Ankommen, im „Hier und jetzt."

Mit der Zeit kennt man sich und die Kollegen der Intensivstation und deren Blick sagt dann schon alles. Der letzte Schockraumpatient kommt bald dran. Hirndruck steigt, mehrfache Sedierung gibt nur minimal das Ergebnis, dass man sich erhoffte. 5 Minuten später ist der Patient an der Transporteinheit und bereit für den OP.

Die nächste OP, die ich mitbetreuen werde. Während meine Kollegin seit 23:00 schläft und die andere seit 2:00 Uhr.

-Ich bin genervt, frustriert, müde, sensibel, durchfahre alle Emotionen binnen Sekunden.-

Fokus. Schleusen, ein letztes Mal für diesen Dienst. Aber diesmal sicher. Pünktlich zu Beginn unseres Regeldienstes übergebe ich den Patienten mit meiner Ärztin auf die Intensivstation.

-Ab hier ist mir alles egal.-

Sage ich ungern, aber ich bin K.O. Der Tag beginnt für die Meisten. Meiner ist gelaufen. Schlafentzug und nachts arbeiten macht wie betrunken. Ich kann mir nicht vorstellen, wie andere dann noch 30 Minuten mit dem Auto nach Hause fahren.

Ich bin nach diesem Dienst definitiv eine Zumutung für die Gesellschaft.

Hallo, ich bin auch noch da.

So oder so ähnlich hat mal meine Woche begonnen. Ganz normal Spätschicht. Und plötzlich beginnt es zu zwicken und zu ziepen. Ach nö, nicht wieder diese Frauenprobleme würde sich so einer denken.

Doch mein ärztlicher Kollege nimmt mich ernst. Fragt, wieso ich blasser werde. Während ich mit bei der Extubation am OP-Tisch halte. Komisch. Alles andere als normale Bauchschmerzen.

Kurzer Hand lande ich selbst auf einer Liege und meine Kollegin startet den Versuch einen Ultraschall zu machen.

Tränen laufen mir über die Wangen, weil es mir unangenehm ist hier mit solchen Problemen zu sein. „Eigentlich gehör ich doch ins Bett", flüstert mir mein Gehirn zu.

Und doch liege ich hier, lande in der Notaufnahme mit Verdacht auf eine akute Appendizitis.

Man sollte doch meinen im Krankenhaus zu arbeiten habe gewisse Vorteile. Hier anscheinend nicht.

Die Ärzte sind abgebrüht. Blut ist unauffällig. Ich warte Stunden bis die zuständige Gynäkologin zu mir kommt.

Zwischendurch kommen Kollegen, um nach mir zu sehen. Warten eigentlich nur, dass ich selbst im OP-Programm lande und hoffen, dass es zeitnah passiert.

Wieder einige Stunden später kommt auch der Oberarzt um sich nach mir zu erkundigen, schließlich fehlt aktuell eine Person im Dienst. Doch glücklicherweise war es an diesem Tag etwas ruhiger.

Gegen Mitternacht werde ich dann entlassen, in meine eigene Obhut. Wiedervorstellung bei stärkeren Symptomen. Also melde ich mich krank für die nächsten beiden Tage.

Die Ärzte der Notaufnahme meinen, es könnte sein, dass es eine Blinddarmreizung ist. Oder einfach körperliche Überlastung. Zu Wochenbeginn-yippie!

Also kuriere ich mich daheim aus, so gut es geht. Besserung nicht wirklich in Sicht und trotzdem melde ich mich nicht krank, wenn man nicht operiert, wird es halb so wild sein…

Wieder auf der Arbeit fragen alle, was los war. Wieso ich wieder da bin und eigentlich interessiert es doch keinen, denkt man zumindest.

Vielleicht kann ich früher gehen, dann habe ich wenigstens ein wenig geholfen. Alles, nur keine Belastung sein. Der Tag vergeht im Flug. Doch wie so oft gegen Ende der Schicht, wenn sowieso zu wenig Leute da sind, passieren die verrücktesten Sachen.

Apoplex im Zeitfenster. „Wir machen das zusammen", sage ich zu einer Kollegin und danach geh ich Heim.

Also gut, Monitoring, Narkose einleiten, aufräumen und durchatmen.

Ich sage: „Schönen Dienst", zu meinen Kollegen und verlasse den Raum. Schnell die Tasche holen und ab in mein Bett. Aus dem nichts beginnt der Patient zu flimmern, noch vor Beginn der Intervention. Ich höre nur noch „Schnell, Defi!", und beginne zu rennen.

Zurück am Arbeitsplatz angekommen, statt jetzt wie geplant nach

Hause zu gehen, sehe ich in die ratlosen Augen meiner Kollegen. Wir beginnen zu reanimieren. Schock, nichts.

Weiter drücken. Supra die 1. Defi-Kontrolle. Kammerflimmern. Schock. Asystolie. Also weiter CPR. Supra, …

Nach 35 Minuten Asystolie unter ständiger Reanimation wurde „eingefroren". Herz Echo zeigt keinerlei Aktivität.

Stille herrscht im gesamten Raum.

So will man auch keine Kollegin alleine lassen. Also versorgen wir den Leichnam gemeinsam.

2 Stunden nach dem „regulärem" Feierabend verabschiede ich mich von meiner Kollegin mit einer festen Umarmung und wünsche ihr eine gute Nacht.

Kurze Zeit später beginnt mein Körper zu rebellieren. Adrenalin baut sich langsam ab. Ich stehe an der Bushaltestelle und muss mich beinahe übergeben. Kann kaum noch stehen und fahre eine Station zur nächsten Klinik.

Dort begrüßt mich die Empfangsdame und meldet mich direkt mit akuten Unterbauchschmerzen in der Notaufnahme an. An der Tür werde ich schon von einer Schwester abgefangen. Ich kann kaum noch reden und versuche möglichst sachlich meine Situation zu schildern.

-Das ich bis eben reanimiert habe, behalte ich lieber für mich.- Ich beginne zu weinen.

Binnen Minuten ist hier jedem klar, das geht in den OP. Ich brauche keinerlei Worte zu sagen. Die „Klinik", die mein Körper zeigt ist eindeutig und innerhalb 25 Minuten -Eintritt Pforte bis

OP-liege ich in der OP-Einleitung.

„Ciao, Wurm." Ab jetzt machst du mir keinen Ärger mehr.

Nach der Narkose sind wir alle ein wenig „Balla Balla." Ich bin dann immer sehr sentimental und dankbar, dass ich in ein Einzelzimmer komme.

Gegen 12:00 Uhr habe ich mich auch den Kollegen zu liebe selbst entlassen-bloß keine Last sein.

Als ich mich krankmelde, werde ich noch gefragt, ob ich am darauffolgenden Wochenende wieder arbeite. *In meinem Zustand?* Ich stottere ein „ich weiß noch nicht" ins Telefon.

Wie absurd diese Frage ist, wird mir erst zu Hause klar.

Früher war man eine Woche stationär und mindestens 2 Wochen daheim.

Ich verkürze meine Abwesenheit auf eine Woche und laufe weiter im Hamsterrad.

#wie deutsch kann man nur sein...

Klassische Leistungsgesellschaft, Druck, das Gefühl ohne einen geht es nicht. So sind wir auf dem besten Weg uns und unseren Körper selbst auszubeuten.

TATTOOS UND KÖRPERSCHMUCK IN DER PFLEGE

#We need to talk!

Mit diesem Kapitel möchte ich alle Menschen darauf sensibilisieren, dass es nicht unser Äußeres ist, was uns zu guten Menschen macht. Oder zu guten Pfleger, Ärzten, und und und.

Es ist nicht unser Erscheinungsbild, von dem ihr euch täuschen lassen sollt. Weder die Apple-Watch, noch das Hals Tattoo.

Auch im 21. Jahrhundert kommt es immer wieder vor, dass Menschen auf der Arbeit diskriminiert werden. Nicht nur von Patienten. Auch von Ärzten, Kollegen oder der Pflegedienstleitung. *Hust*

Ich zum Beispiel, bin nicht gerade vo außen die typische Krankenschwester. Eher die „Dealerin" oder „Kifferin" von nebenan. Wurde mir auch des Öfteren gesagt. Woran es liegt?

Vielleicht an meinen Haaren, die ich seit mehreren Jahren zu Dreadlocks mache. Natürlich hatte ich Bedenken diesen Schritt wirklich zu tun, doch wie sich später herausstellte, war das das wirklich kleinste Übel.

Vielleicht sind es aber auch meine Piercings, die ich über den Körper verteilt trage. Wobei die meisten sowieso bedeckt sind, durch den Mundschutz und die Funktionskleidung.

Hm, okay. Eine Option habe ich dann doch noch.

Eventuell liegt es an meinen Tattoos, die sich seit Beginn der Ausbildung an meinem Körper vermehrt haben und wie Unkraut auf bewässerten Boden wachsen.

Die einen finden sie wunderschön, geben Komplimente und behaupten, es ist wahre Kunst.

Und dann gibt es da noch die anderen.

Denen ist schon der kleinste Schmetterling ein Dorn im Auge. Doch mein Körperbild hat doch rein gar nichts mit meiner Art, wie ich arbeite, zu tun. Oder?

Ich bin schließlich hier um meinen Job zu machen und nicht beim Casting für „Germanys Next Nurse." Wobei das sicherlich eine lustige Show wäre, aber nein, darum geht es hier nicht. Hier geht es lediglich darum, wer im schlimmsten Fall in der Lage ist dich zu reanimieren, dir einen Tubus in den Hals schieben kann und dir ordentlich eine Dröhnung Opiate verpasst, dass du von dem ganzen Drama nichts mitbekommst.

Dass einigen eine Blondine oder Barbie vielleicht lieber wäre, sei dahingestellt. Aber, glaubt ihr diese Leute würden euch besser versorgen, nur weil sie eurem stereotypen Bild der Frau entsprechen?

Wir müssen endlich aufhören so zu denken. Die Vorurteile in der Kiste lassen und uns offen begegnen.

Vielen von uns wäre es bestimmt auch lieber, einer der Chippendales würde hier auf dem OP-Tisch liegen. Tun sie aber nicht. PUNKT.

Akzeptiert und respektiert den Menschen den ihr vor euch habt. Wir sind nett, also sei du es auch.

Kein dummes Anmachen, keine Diskriminierung und vor allem kein Rassismus!

Patienten, die sich so benehmen, würde ich am liebsten ganz schnell einfach rauswerfen. Aber da war ja was… der Ethik-Kodex. Vielleicht sollte den jeder ablegen. Wer nicht weiß, was das ist, darf gerne einmal googlen.

Wir verlangen unserem Körper genug ab, da sollte man mittlerweile denken aufgrund des Personalmangels sei es egal, wie man optisch aussieht und man wird wertgeschätzt. Doch auch unter Kollegen bekommt man manchmal zu hören sie fühlen sich von der reinen Anwesenheit „provoziert". -AUTSCH!

Das geht aber auch nur solange im Kopf des Kollegen rum, bis es zu einem Notfall kommt. Da kann man sich nicht aussuchen, mit wem man arbeitet. Hier zählt jede Hand, die damit vertraut ist.

Eine Entschuldigung ist dann vielleicht das Mindeste, das man sich wünschen könnte, darauf warte ich bis heute noch vergebens.

Aber wir sind schließlich auf der Arbeit um unseren Job zu machen und nicht um Freunde fürs Leben zu finden. Daher schluckt man das dann einfach runter und geht sich aus dem Weg. Obwohl die Lösung vielleicht ein offenes Gespräch wäre, aber das wäre sicherlich zu einfach.

Letztlich können wir uns im Ernstfall nicht aussuchen, wer uns betreut. Wir müssen uns darauf verlassen, dass jeder sein Bestes gibt.

Da finde ich es nur fair, wenn ihr euch dann auch höflich und respektvoll benehmt.

Gerne dürft ihr Fragen stellen. Zur Herkunft unserer Kollegen und Mitarbeiter. Auch gerne wie es uns geht und wieso wir in diesem Job eigentlich noch arbeiten.

Aber bleibt respektvoll und dankbar, dass wir da sind. Denn ohne diese Menschen, die in diesem System arbeiten, wärt ihr oder eure liebsten gar nicht mehr fähig zu meckern. Das war damals der Spruch in der Notaufnahme, *wer meckert hat dort nichts verloren und kann zum Hausarzt.* Lassen wir das mal so dahingestellt-kleiner Impuls zum darüber nachdenken.

Monolog-Ende.

GELBE KARTE

Vor kurzem kam eine E-Mail, dass bitte wieder vermehrt auf die Hygienestandards geachtet werden soll. Keine Ringe, Uhren, Schmuck, etc.

Schrieb vermutlich der Kollege mit der Apple-Watch am Arm

Sonst soll es gelbe Karten geben, wie beim Fußball. Zwei davon und du bekommst eine Abmahnung.

Jeder, der hier arbeitet denkt sich einfach nur seinen Teil. Sind wir wirklich in so einem Kindergarten? Statt eine Fortbildung zu halten und Abklatsche zu machen, verteilen wir nun eben Karten.

Um dann die letzten jungen Leute auch noch zu vertreiben. *„Was besseres könnte einem doch gar nicht passieren.“* -diesen Satz habe ich sicherlich 10-Mal an diesem Tag gehört.

Recht hatten sie.

Natürlich ist es wichtig auf die Hygiene zu achten, aber bitte mit Vorbildfunktion von oben.

Kleinigkeiten kann man ansprechen, aber mit einer Kündigung zu drohen… da fehlen uns die Worte.

Jedem im Krankenhaus sollte bewusst sein, welche Folgen unhygienisches Arbeiten mit sich bringt. Doch was, wenn dir die Zeit davonrennt? Allein die Reinigungskräfte bekommen vorgeschrieben, wie schnell sie einen OP gereinigt haben müssen. Wenn ich mir da überlege, wie unser Fußboden (z.B. Vorfall S.41)aussah… hätte man sicherlich länger als die paar Minuten, die zur Verfügung stehen gebraucht.

Und das sieht man auch. Nicht nur als Mitarbeiter. Auch als Patient. #Appell an alle, die was ändern können!

Die Hygienestandards sollten regelmäßig überarbeitet werden. Man hält am Glauben fest, dass ‚normale' Fingernägel hygienischer sind? Dass die hundert Mal am Tage Händedesinfektion die Haut und Nägel angreift wissen wir doch alle. Und sind wir ehrlich, manche Fingernägel sehen schon mit dem bloßen Auge nicht gerade „gesund und keimfrei" aus.

Wäre es nicht an der Zeit das ganze neu zu reformieren? Einmal die Schwarzlichtlampe anwerfen und ausprobieren, was wirklich die Keimschleudern sind? Nägel begutachten? Schlüssel? Und alles was ebenso da liegt. Mit der Zeit zu gehen, genauso wie die Forschung.

Vielleicht erhält man dann eine wunderbare Überraschung und merkt, dass die schön gemachten Hände, gar nicht so unhygienisch und keimbesiedelt sind, wie sie sonst verpönt werden.

Nur als kleiner Floh im Ohr.

DAS DRAMA MIT DEN ÜBERSTUNDEN

Prinzipiell ist es uns allen klar, dass man im Krankenhaus selten pünktlich nach Hause geht. Egal worum es geht. Doch die etlichen Überstunden sind manchmal etwas komplizierter als man denkt. Die Zustände von Patienten verschlechtern sich, OPs dauern länger, ein zweiter Schockraum ist angemeldet, …

Oft kommt man 15 Minuten vor Dienstbeginn, da man sich einen groben Überblick verschaffen will vom bevorstehenden Chaos.

Die Pause wird reduziert ohne darüber nachzudenken, weil die Kollegen sowieso unterbesetzt sind oder wieder mal im Stress. Neue Zugänge kommen oder das Telefon zum 10. Mal in zwei Minuten klingelt.

Und zu guter Letzt trägt man sich nie 10 Minuten ein, die man länger bleibt. Denn der Weg allein zum Dienstplan kostet einen nochmal 5 Minuten, und bei aller Liebe, manchmal will man diesen „Laden" einfach nur hinter sich lassen und in seinen Feierabend starten.

Ach und dann kommt noch die *-trag dich sofort ein, sonst vergisst du es oder der Dienstplan ist weg, da schließlich schon der neue Monat begonnen hat-* Situation. Und dann hat man halt Pech, schließlich ist es dein Fehler, es nicht direkt zu machen und alles nicht Eingetragene wird verschenkt. Verschenkte Lebenszeit, Nächstenliebe, Gutmütigkeit, …

Austragen geht immer, schließlich geht es da um Versicherungsschutz und man freut sich schließlich, wenn man einmal in 3 Monaten 10 Minuten früher gehen darf. Natürlich ohne die fünf Minuten Weg zum Planer.

Würde ein Stempelsystem in Kliniken eingeführt werden, bin ich mir sicher, dass die Überstunden deutlich höher liegen würden als aktuell im Ampelsystem festgelegt. Die Dunkelziffer werde ich nicht mehr erfahren.

Und die Überstunden dann irgendwann mal frei zu bekommen- mit dem aktuellen Pflegenotstand. Eher schwierig. Selbst bei der Kündigung im letzten Haus. Da hat man mich dann gefragt, ob ich die nicht einfach dem Klinikum schenken könnte.

Natürlich, selbstverständlich, 169 Stunden im Plus, mach ich doch liebend gerne. Nicht! Lasst euch nicht alles gefallen. Nur weil man im sozialen Sektor arbeitet, sollte man nicht ausgenutzt werden. Steht für euch ein, im Zweifel gibt es dann Hilfe vom Betriebsrat.

SPENDE LEBENSZEIT-SUCHE ERFÜLLUNG

Was einem keiner sagt, wenn man die Ausbildung zur Krankenpflegerin beginnt…

Wie begrenzt deine Freizeit effektiv sein wird. Das man diese dann viel mehr zu schätzen weiß und auch definitiv keine Lust hat sie mit Menschen zu verplempern, die deinen Wert nicht kennen.

Schon während der Ausbildung wird man in das Schichtsystem integriert, eigentlich ganz gut dann weiß man, worauf man sich einlässt. Das dachte ich zumindest damals.

Man wird nicht geschont. Es gibt Schaukelschichten noch und nöcher. Bis zu 14 Tage am Stück, an denen man arbeitet. Da reicht einem kaum der freie Tag um sich auszuschlafen.

Doch das Ganze wird mit den Jahren immer bedenklicher.

Wir raten jedem Menschen sich gesund und regelmäßig zu ernähren. Ausreichend zu trinken und zu schlafen. Eine Work-Life-Balance zu finden.

Doch gerade die, die es empfehlen und mit erhobenem Finger mahnen, sind die wo es selbst nicht auf die Kette bekommen.

Bei 17 Stunden Diensten steht einem offiziell keine Pause zu. Denn es wird nicht umsonst als Bereitschaftsdienst bezeichnet. Rechtlich ist es dann vollkommen in Ordnung. Nur, dass sich die Dienste in der Nacht geändert haben. Es gibt immer weniger Notfallpraxen und Hausärzte und die Bevölkerung ist kränker, als noch vor 20 Jahren. Das Patientenaufkommen boomt, auch in der Nacht.

Das kommt unter anderem durch den dauerhaften Stress, den wir uns alle als Gemeinschaft aufbürgen- bewusst oder unbewusst-doch er ist immer da.

Die Krankmeldungen flattern nur so rein, die Arbeitnehmer geben ihr Bestes und wollen natürlich niemanden zur Last fallen. Springen ein, aus schlechtem Gewissen, schließlich ist man ja auch mal krank und da musste auch jemand einspringen. Also wird aus der freien Zeit immer weniger. Und die, die man dann hat… Ja was soll ich sagen, verbringt man dann mit schlafen, aufräumen und dem Versuch sein Leben ein wenig zu sortieren.

Allem in allem verbringen wir so viel Zeit auf der Arbeit, da sollte doch dann die Freizeit erholsam sein. Doch die Gedanken über die letzten Stunden sind ja nicht mit einem Schnippen weg. Sie beschäftigen viele unbewusst weiterhin und werden so gut es geht im Schlaf verarbeitet.

Schade, dass es in keiner Klinik, in der ich bisher war die Möglichkeit gab bestimmte Fälle zu besprechen, die einem nahe gehen. Und spricht man dann eine Situation an, wird man abgewürgt. Schließlich erledigt sich die Arbeit auch nicht von selbst und die Patienten werden nicht weniger. Dafür fehlt jeglicher Raum.

Die Hoffnung stirbt zuletzt.

Vielleicht sollten wir durch die Pandemie einfach lernen, mehr auf unseren Körper zu achten. Und mehr in uns hineinhören. Abstriche machen, was das Einspringen angeht, damit sich dann vielleicht irgendwann was ändert. Und vor allem aber die Menschen, die wir in unser Leben lassen weiser wählen.

Ich selbst kann von mir behaupten, dass ich weiterziehen werde. Solange, bis ich einen Ort und Platz im Leben gefunden habe, der mir das Gefühl gibt, etwas Gutes zu tun. Etwas zu verändern, den

Menschen zu helfen. Und wenn es nicht anders gehen sollte, außerhalb des eigentlichen Gesundheitssystems. Jeden Tag an mich selbst denken und mir bewusst auch mal Zeit für mich nehmen kann. Wenn ich mich nicht um mich selbst kümmere, wird es irgendwann auch keiner mehr tun können.

„Hilfe zur Selbsthilfe" ist mittlerweile mein Motto. Früher fand ich es einfach egoistisch. Mittlerweile nenne ich es Selbstliebe und Achtsamkeit.

14. Oktober 2019

„Dear Diary,

wie verliert man sein Gesicht und seine Stimme?

Seltsame Frage eigentlich. Doch ich habe die Antwort kennen und spüren gelernt. Natürlich nur metaphorisch. Aber es geht verdammt leicht. Man fühlt sich als löst man sich nach und nach auf und geht im Alltagstrott einfach unter. Viele Gedanken, zu wenig Schlaf, eigentlich nur noch am Arbeiten, weil keine Zeit und Energie für die Freunde und Hobbys bleibt. Ich weiß selbst, dass es das doch nicht einfach sein kann. Doch was ist die Lösung für dieses Problem?

Gibt es überhaupt eine Lösung?

Ein Krankenhaus schläft nie.

Meine Gedanken in letzter Zeit auch nicht, dass da irgendwas anders laufen sollte. Man geht hin, arbeitet unter schlechten Bedingungen und soll zu Hause so tun, als sei alles tutti. Läuft bei mir irgendwie nicht so. Oft nehme ich das Erlebte bis abends ins Bett, bis dann eben der nächste Dienst beginnt. Und an manchen Tagen wache ich auf und habe sogar von der Arbeit geträumt. Völlig übermüdet geht man dann zu seinem nächsten Dienst und fragt sich, wo das eigentlich hinführen soll.

Als sei man in einer Dauerschleife oder bei „Happy death day“. Nur bekommt man keinen Cupcake zum Geburtstag geschenkt.

Seltsame Situation, von der ich mich dringend lösen muss. Ich bin nicht der Typ, der dann meckernd auf der Arbeit sein will. Klar gibt es Dinge, die man anspricht, aber die will eigentlich keiner hören… Bei der nächsten Teambesprechung heißt es dann wieder: „Läuft doch gut hier!"

Alles klar. Danke für das Verständnis und die Wahrnehmung
unserer Bedürfnisse. Da rede ich dann lieber mit niemandem, denn
Freunde und Bekannte außerhalb dieses Bereiches sind sowieso
verwundert, wieso man das alles mit sich machen lässt. Es bleiben
frustrierte, entrüstete Gesichter und eine angespannte Stimmung.

HILFE ZUR SELBSTHILFE

-Kündigung die fünfte-

Nachdem ich meine Kündigung erneut im Klinikum abgegeben habe, habe ich nicht mehr viel erwartet. Keiner hat wirklich gefragt „Wieso?", sondern eher „Wann gehst du?"

Ich habe mir nicht viel daraus gemacht. Doch man wundert sich, ob man wirklich so wenig Anerkennung und Wertschätzung bekommt auch von Seiten der Vorgesetzten. Ich habe noch Probleme gehabt, meine Urlaubstage und Überstunden nehmen zu können.

!Achtung hier werden alle Tricks zu Gunsten des Klinikums ausgenutzt!

Schließlich sind die Meisten unwissend- so auch ich- was Urlaub o.Ä. angeht, daher habe ich den Personalrat mit ins Boot genommen. Es ist nämlich so… Schon genehmigter Urlaub darf nicht vom Arbeitgeber zurückgefordert werden, auch nicht, wenn es mehr ist als einem theoretisch für die abgeleisteten Monate zustehen würde…

Ebenso darf man seine Überstunden immer nehmen! Das heißt ein Verrechnen mit zu viel genommenen Urlaubstagen ist nicht gültig und wenn, nur im gegenseitigen Einvernehmen. Hier wird alles probiert. Doch man muss einfach auch für sich selbst einstehen können. Das musste ich über die Jahre erst einmal lernen.

Man wird anders betrachtet, nachdem die Kündigung raus ist und es werden wilde Gerüchte aufkommen. Da kann ich wirklich nur raten, alles was einem an den Kopf geworfen wird auszublenden und zu hoffen, dass etwas Besseres kommt. Schließlich will man dort nicht lange bleiben und all die Spekulationen, ohne

-Konfrontation sind nur Beweis, dass es der richtige Schritt war.

Go for it!

DILEMMA

„Kranksein" ist ein Luxus, aber zu welchem Preis?

Gelästert wird überall, machen wir uns nichts vor. Doch als ich nach dem Einreichen meiner Kündigung einen Bandscheibenvorfall bekam- am ehesten durch die Überlastung, Fehlhaltung auf der Arbeit, Zeitmangel usw. scheute ich mich so sehr am Morgen anzurufen und mich krank zu melden. Ich wusste schließlich wie das kam.

Man bekommt seinen Stempel aufgedrückt. Egal ob krank oder kein Bock. Das interessiert die Leute nicht, denn es zählen nur Köpfe, die zur Arbeit kommen.

Als ich mich dann krankmeldete durfte ich mir -von meinem Vorgesetzten- anhören, dass es ein blöder Abgang sei im Krankenstand zu gehen.

Ich war mir nicht sicher, ob das einfach ein schlechter Witz sein sollte. Schließlich hat man sich sowas nicht ausgesucht, vor allem nicht in meinem jungen Alter.

Also ruhig bleiben, klar denken, Schritt für Schritt. Mit dem Wissen, das man jetzt sowieso nichts ändern kann. Auch wenn es in einem brodelt.

Und in solch einem Fall, sollte der Arbeitgeber neutral reagieren, zumindest so gut es geht. Klar darf man um ein Gespräch bitten, aber wenn man schon sagt, wieso man nicht arbeiten kann, sollte man meinen, dass vor allem im Gesundheitswesen Verständnis aufkommt.

Ich kann natürlich auch den Arbeitgeber verstehen. Frust und Sorge nun die restlichen Dienste abzudecken. Doch leider sind die Kliniken so knapp bemessen und alles ist so auf Sparflamme geplant, dass eigentlich nichts kommen darf.

#Appell an ALLE ARBEITGEBER

Krank ist krank, egal wie schlecht man besetzt ist, ein schlechtes Gewissen trotz Krankmeldung bringt niemanden zur Arbeit und sorgt nur für Missmut auf der Arbeit.

Als der Tag gekommen war meinen Spind zu räumen, war meine Stimmung angespannt. Es war komisch ein letztes Mal dieses Haus zu betreten mit dem Wissen, dass es für mich keinen Weg mehr hierher zurückgeben wird.

Im einen Moment kommen einem die Tränen, wenn man seine liebsten Kollegen wiedersieht. Im nächsten erinnert man sich daran, was hier alles passierte. Die Emotionen spielen verrückt, der Puls rast. Ich ging nervös meine Schlüssel abgeben. Als ich aus der Tür rausging, fiel von einem auf den anderen Moment eine enorme Last von mir ab. Ich hatte seit langem endlich das Gefühl wieder frei atmen zu können.

Die Zeit für etwas Neues ist gekommen. Es blieb bis dahin nur die Frage „Was?“.

DER BEGINN EINER REISE ZU MIR

Ich bin in meinem Leben noch nicht viel gereist. Das werde ich vermutlich auch nicht. Ich verspüre kein so riesiges Bedürfnis danach, alles gesehen haben zu müssen und schätze die wunderschönen Orte, an denen ich bisher war, umso mehr.

Bisher war Reisen eher ein Weglaufen vor Dingen. Ein Ablenken von dem, was zu Hause auf mich gewartet hat.

Dieses Mal war es anders. Die erste Reise, alleine geplant antreten. Und ich hatte so unheimlich viel Angst, dass ich am Abend davor von meinen Emotionen überwältigt wurde und gezittert hab.

Warum? Weil ich genau wusste, dass es nicht der Flug ist, der mir Angst macht. Oder die fremde Umgebung. Alles was es war, war die Tatsache, dass ich diesmal nicht weglaufen kann vor meinen Gedanken und Sorgen. Ich musste mich ihnen stellen. Allein. Und ich hatte diesmal die Zeit. Die Kraft und den Mut die Reise zu mir selbst anzutreten.

Eine Reise, die nicht nur mein Handeln, sondern auch mein Denken und mein Verhalten nachhaltig verändert hat.

Eine Woche Yoga-Retreat mit den wohl wunderschönsten Seelen, die ich bisher getroffen habe. Davon 3 Tage Mauna. Woher ich dann weiß, dass diese Menschen wunderbar sind?

Weil man es spürt. Manchmal braucht es keine Worte um zu wissen, dass man genau die Menschen um sich hat, die einem gut tun und auf den richtigen Weg schicken.

Nach dieser Woche in der Natur umgeben von all der Energie und den Gerüchen, die die Welt uns zu bieten hat, dachte ich bereits es war das wohl schönste was ich mir zum aktuellen Zeitpunkt schenken konnte. Ich begann eine Reise zu mir. In mein innerstes. Habe meinen Emotionen Raum und Zeit gegeben. Sie gespürt und einen Teil endlich wahrgenommen. Nicht weglaufen. Einfach hinsetzen. Ein „check-in" mit mir selbst, immer und immer wieder. Für das ich viel zu lange keine Energie mehr hatte.

-Liebe Grüße in diesem Sinne an Lukas, Theresa, Nayan und Aurora, die alles mit so viel Liebe und Herz gestaltet haben, dass man auch ohne Kaffee leben kann.

Definitiv eine Erfahrung wert!

#ConsciousCelebrationCommunity

THE AWAKENING

Nach einer Woche in einem fremden Land beginne ich die Dinge mit ganz anderen Augen zu sehen.

Ich spüre die Energie, die Emotionen, die unfassbare Schönheit dieser Welt und beginne zu weinen. Nicht weil ich traurig bin. Sondern weil ich beginne zu realisieren, in welcher „Bubble" ich eigentlich die letzten Jahrzehnte gelebt habe. In welch einer verrückten Welt, gefangen im System. Mit einer Lüge, die mir von Kind auf eingeredet wurde. Und spüre eine unglaublich große Macht. Eine Macht, die mich überwältigt. Die meine gesamte Illusion vom einen auf den anderen Moment zerstört hat.

Ich beginne zu sein. Hier, frei, lebendig und zufrieden.

Ich werde stiller, nicht weil ich muss, sondern weil ich darf.

Ich spüre intensiver, weil ich so lange eine Barriere um mich gebaut habe, die Stück für Stück verschwindet.

Meine Gedanken werden klarer.

Alles, was war…hat sich verändert. Von dem einen auf den anderen Moment. Meine Pläne haben sich verändert. In eine Form, die bisher unvorstellbar und unerreichbar schien.

Wir sollten aufhören immer mehr zu wollen. Dafür mehr akzeptieren, was kommt. Weniger reden, mehr zuhören und spüren. Keine Erwartungen oder Ansprüche an andere haben, sondern eine bedingungslose Liebe. Zu mir, zu dir. Und zu der Welt um uns. Die Vorurteile beiseite schieben und uns auf einer tieferen Ebene kennenlernen. Mehr geben von dem was wir haben. Und dankbar sein für jeden einzelnen Moment, den wir erleben dürfen.

Wir hängen so sehr in der Vergangenheit und planen unsere Zukunft. Machen uns Sorgen was passiert, wenn es passiert. Weil wir alles kontrollieren wollen. Doch das können wir nicht. Weder uns noch die Menschen um uns und schon gar nicht die Natur.

„It is what it is- life is beautiful! "-sagte Bodhi, der zu dem Zeitpunkt obdachlos war und sein letztes Kleidungsstück einem Fremden gab, damit sein gegenüber nicht frieren muss.

#Be a bodhi!

**Mein All-Time-Favorite, wenn ich wieder in meine alten
Denkmuster falle…**

"As I began to love myself I found that anguish and emotional suffering are only warning signs that I was living against my own truth. Today, I know, this is "AUTHENTICITY".

As I began to love myself I understood how much it can offend somebody if I try to force my desires on this person, even though I knew the time was not right and the person was not ready for it, and even though this person was me. Today I call it "RESPECT".

As I began to love myself I stopped craving for a different life, and I could see that everything that surrounded me was inviting me to grow. Today I call it "MATURITY".

As I began to love myself I understood that at any circumstance, I am in the right place at the right time, and everything happens at the exactly right moment. So I could be calm. Today I call it "SELF-CONFIDENCE".

As I began to love myself I quit stealing my own time, and I stopped designing huge projects for the future. Today, I only do what brings me joy and happiness, things I love to do and that make my heart cheer, and I do them in my own way and in my own rhythm. Today I call it "SIMPLICITY".

As I began to love myself I freed myself of anything that is no good for my health – food, people, things, situations, and everything that drew me down and away from myself. At first I called this attitude a healthy egoism. Today I know it is "LOVE OF ONESELF".

As I began to love myself I quit trying to always be right, and ever since I was wrong less of the time. Today I discovered that is "MODESTY".

As I began to love myself I refused to go on living in the past and worrying about the future. Now, I only live for the moment, where everything is happening. Today I live each day, day by day, and I call it "FULFILLMENT".

As I began to love myself I recognized that my mind can disturb me and it can make me sick. But as I connected it to my heart, my mind became a valuable ally. Today I call this connection "WISDOM OF THE HEART".

We no longer need to fear arguments, confrontations or any kind of problems with ourselves or others. Even stars collide, and out of their crashing new worlds are born.

Today I know "THAT IS LIFE"!"

— Charlie Chaplin

BACK TO REALITY

Mittlerweile bin ich in Berlin. Nicht angekommen, aber meine Kartons sind wenigstens ausgepackt.

Ich versuche die letzten freien Tage zu genießen, bevor ich meine neue Stelle antreten werde. Diesmal wird es anders… „noch einmal versuch ich es", wie oft habe ich das schon zu mir gesagt und mich selbst belogen.

Mit der Hoffnung, dass sich etwas ändern wird. Doch diesmal lasse ich die Hoffnung verstreichen und nehme die Sache selbst in die Hand.

Direkt als ich zurückgekommen bin habe ich mich informiert, wie ich weiter anderen helfen und mich trotzdem gut um mich sorgen kann.

Schließlich bin ich bei Rene gelandet. Rene ist alles, aber vor allem Licht und Herzlichkeit. Er verkörpert die pure Sinnlichkeit in einem Menschen. Zumindest das, was wir von ihm erblicken durften. Bei ihm fand ich das erste Mal Kontakt zu Reiki. Die pure Liebe, Leidenschaft, Licht und die Aufgabe mein Leben zu lieben und zu leben. Alles ist ein Prozess, doch ich muss ihn diesmal nicht alleine gehen.

Die Einweihungen sind einmalig. Ein unbeschreibliches Gefühl, das mich wieder und wieder zu Tränen rührt. *Sensibelchen- I know.* Aber manchmal sagt eine einzige Träne mehr als all die Worte in einem Roman zusammen. Einfach nur fühlen. Aufhören zu denken, machen, lassen, sein. Hier darf ich sein. Wie ich bin.

Nach einem intensiven Wochenende darf ich also selbst Reiki Behandlungen geben. Ein weiterer Pfeiler, den ich für mich selbst aufgebaut habe, um meine Blockaden und die von anderen

Menschen zu lösen.

Und damit ist es aber noch nicht getan, wie das Universum will passieren gerade atemberaubende Dinge. Menschen kommen zu mir, die ich nie zuvor in mein Leben tolerieren würde. Und ich bin total fein damit? Ich sehe es mittlerweile nicht mehr so ernst. Es gibt so viel Leid auf dieser Welt. Ich spüre so viel davon. Im „hier und jetzt" ankommen und das Leben genießen, mit allen Farben und Formen, die die Welt für uns bereithält.

Reinspüren und zulassen was kommen mag. Beobachten was ist. Alles wird gut.

REHAB

Hier in Berlin sollte sich alles ändern. Ich gab mir eine neue Chance, in meinem alten Beruf und ich muss leider gestehen, dass mich das System und die Bedingungen an meine Grenzen bringen. Ich bin geduldig und verständnisvoll, doch Belege wie „das haben wir schon immer so gemacht", sollten wirklich aus dem Wortschatz gestrichen werden.

Ich bin dort nun seit 4 Tagen und ich bin entsetzt, wie manche Kollegen mit den Patienten umgehen. Was für ein Ton herrscht und wie man nur so über einen Menschen reden kann. Wie man allgemein mit Menschen so umgehen kann.

So viel Kälte habe ich nicht vorhergesehen. Da zeigt sich einfach, wie sinnlos Hospitationen sind. Ein Schauspiel. Man versucht lediglich, den neuen Kollegen anbeißen zu lassen und ab da? Schaut keiner mehr richtig nach einem. Ich wundere mich nicht, dass es so viel Fluktuation gibt, ich bin ja schließlich Teil davon.

Personalmangel? Dann sollte man doch schon einiges tun, um die neuen Kollegen zu halten. *-BITTE!-*

Es ist und bleibt ein riesen Problem, egal in welcher Stadt wir uns befinden. Und am Liebsten würde ich heute schon wieder kündigen. Ich möchte mich einfach grundsätzlich von solchen Menschen distanzieren.

Und das tat ich auch, nach kürzester Zeit. Pläne sind da um mit einem verändert zu werden. Sie dürfen wachsen.

Das hat nichts damit zu tun, dass man weglaufen will. Mehr etwas mit Achtsamkeit gegenüber dir und deiner Umwelt.

So viele Dinge, die einen nach ein paar Tage zum Grübeln bringen, sind Grund genug sich neue Stellenanzeigen anzusehen und weiter zu suchen. Alles wird kommen wie es soll.

Jedes Mal sage ich „noch ein letztes Mal probiere ich es" und gebe dem Ganzen eine Chance…, diesmal weiß ich, dass es nur ein Pit-Stopp sein wird. Eine Art Sprungbrett in ein anderes Leben, von dem ich bisher nur träumen konnte. Schritt für Schritt in ein anderes glückliches, selbstbestimmtes Leben gehen.

Bevor ich meine Kündigung am Wochenende abgab, habe ich gemeinsam mit der Gruppe noch eine letzte Yogastunde gemacht. Nicht nur, um für mich abzuschließen, sondern um den Patienten ein wenig Halt geben und Raum schaffen zu können. Damit ich mit einem guten Gewissen gehen kann, **denn schließlich lasse ich sie zurück, damit ich nicht selbst auf der Strecke bleibe.**

STELLENSUCHE

Binnen 48 Stunden hat man als Krankenschwester meist die Chance auf einen neuen Job. Was dann dauert, sind die bürokratischen Fetzen Papier.

Eine Bewerbung benötigt man kaum. Lebenslauf, einen kurzen Dreizeiler und ab zum Vorstellungsgespräch und hospitieren. Doch eigentlich ist es eher ein, „ich schau mir mal eben die Räumlichkeiten und eure Überstunden an.“

Gehaltsverhandlungen sind leider Mangelware, da alles nach den Tarifen geregelt wird. Mit viel Glück bekommt man noch vermögenswirksame Leistungen und als Obolus ein Firmenticket für die öffentlichen Verkehrsmittel. Doch ohne Nachfragen und Forschen wird das meist nicht mal erwähnt.

Im Vorstellungsgespräch selbst wird oft nur noch gefragt, was man denn gerne möchte. *„Welche Abteilung und wie viel Prozent?“* Und vielleicht, wieso man eigentlich in eine neue Stadt zieht. Die Frage wieso man den Job gelernt hat, ob man einen Plan von der Klinik hat oder die Berufserfahrung ist in den letzten Jahren immer irrelevanter geworden. Zumindest haben mir das die letzten „Gespräche“ so vermittelt. Daher fällt es einem nicht leicht cool zu bleiben. Schließlich wird sich für jeden eine Stelle finden.

Und dann geht's in kurzer Zeit auch schon wieder los.

Neue Kollegen, neue Arbeitszeiten, neue Herausforderungen, aber doch irgendwie alles dasselbe. Dieselben Probleme; Pflegenotstand, fehlende Zeit und die räumlichen Einschränkungen. Alles, womit man sich arrangieren kann, für eine gewisse Zeit, wenn man weiß, dass es weiter gehen wird. Heutzutage kann sich kaum eine Pflegerin oder ein Pfleger vorstellen die nächsten 20 Jahre im selben Betrieb zu bleiben. Es hat sich so vieles geändert und dein Jubiläum ist dann mehr die zehnte Klinik als das „10-jährige Dankeschön" in Form einer Grußkarte.

Warum das so ist?

Fehlende Wertschätzung von seiten aller. Aber vor allem, von den Betrieben selbst. *„Alle sind ersetzbar- gefällt es dir nicht, kannst du gehen."* Das sind die im Gedächtnis bleibenden Worte meiner alten Chefin. Nach dieser Aussage prasselte es damals Kündigungen von meinen Kollegen und mir. Ein „*Danke*", wenn man einspringt ist zu viel erwartet. Ist doch schließlich selbstverständlich, dass du dein Leben in die Klinik investierst.

Zum Glück sind wir im 21. Jahrhundert und setzen unsere Prioritäten langsam anders.

Ansonsten sind da noch die Patienten, die natürlich gefrustet sind nach der Arbeit noch kurz in die Notaufnahme zu müssen. Schließlich hatte der Hausarzt nachmittags zu und morgen muss man wieder um 7:00 Uhr auf seiner Arbeit erscheinen. Die Frage ist nur *muss man das, wenn man krank ist und einen Arzt aufsucht?* Oder wäre es sinnvoller sich am nächsten Tag Zeit für sich und sein Wohlergehen zu nehmen? Einen Termin bei seinem Arzt auszumachen, damit die Kliniken nicht völlig überlaufen? Diese Antwort muss jeder für sich selbst entscheiden.

Man hofft auf den gesunden Menschenverstand und hat dann aber das Gefühl, der wurde an der Pforte abgegeben.

ROLLENTAUSCH

Nachdem ich von einem Schäferhund-Mix angeknabbert wurde und mein Kreislauf ein wenig in den Keller ging, habe ich mich dann doch schweren Herzens in die nächste Notaufnahme begeben um die Bisswunde versorgen zu lassen.

Auf stundenlange Wartezeit habe ich mich eingestellt, aber dass das ganze so ein Drama werden würde, hab ich bis dato noch nicht erwartet gehabt.

Als wir um 21:00 Uhr im Krankenhaus ankommen, gibt es 10 Minuten keinen, der auf die Klingel reagiert…

Dann kurz Triage, natürlich werde ich als stabil, aber behandlungsbedürftig eingestuft. Bis dahin okay.

Nun vergehen mehrere Stunden, mein Verband ist blutig durchgeschlagen. Weit und breit kein medizinisches Personal in Sicht. Lediglich der nette Mann der Security.

Als ich mich erneut bei der Anmeldung melden wollte, da meine Finger pelzig wurden, kam wieder eine gefühlte Ewigkeit keiner. Dann nur der forsche Ton ich solle mich gedulden, es sei nur ein Arzt im Haus.

4:30 Uhr- endlich- eine stümperhafte Versorgung meiner Wunde. Kein richtiges Spülen, kein Ausschneiden. Keine Aufklärung wegen Tollwut oder Tetanus. Eine Gipsschiene und Antibiotika sollen es richten.

Verunsichert ging ich Heim und mit der nächsten Bahn fuhr ich völlig aufgelöst zu meiner Hausärztin. Diese schickt mich wegen enormer Schwellung und Parästhesien direkt in das nächstgelegene Krankenhaus in die Rettungsstelle.

Endlich. Aufatmen. Binnen 2 Minuten werde ich triagiert, erhalte Schmerzmittel und meine Verletzung wird ernst genommen. Knapp 30 Minuten später bin ich beim Chirurgen und erhalte eine ordentliche Wundreinigung. Zum Ausschneiden ambulant war es nun 12 Stunden nach Ereignis zu spät, doch das hätte man machen müssen. Labor, Röntgen, Tetanus. Informationen. Alles läuft wie am Schnürchen.

Mit Verbandsmaterial entlässt er mich nach Hause, damit ich nach der „durchzechten" Nacht ein wenig schlafen kann. Am nächsten Tag solle ich zur Kontrolle kommen und wenn es eitert direkt meinen „Schlüppi" einpacken.

Gesagt getan, Schlüppi ist dabei. Die Wunde wurde zu einer 10x10 cm Phlegmone innerhalb 24 Stunden, die Wunde war voll mit „Schmodder". Das hätte bei ordentlicher Erstversorgung sehr wahrscheinlich verhindert werden können.

Ich muss operiert werden und werde sogar über eine VAC- Pumpe aufgeklärt, da der Arzt böses ahnt. Mir wird richtig komisch. Allein der Gedanke daran ärgert mich. *„Hätte ich was anders machen können? Heulen sollen? Hartnäckiger sein müssen?"* Ich habe mehrmals gefragt, warum er die Wunde nicht ausspült und ausschneidet, wurde aber nur belächelt.

Beleg von der ersten Notaufnahme: Wunde 0,5cm tief oberflächlich beschrieben.

Wie er durch den Fettfetzen, den der Hund rausgerissen hatte, durchsehen konnte, ohne ordentliche Begutachtung war mir ein Rätsel. Doch völlig übermüdet schaltet das Gehirn irgendwann einfach ab. Laut dem Arzt 1 hätte ich montags erst zum Verbandswechsel sollen. Der Biss war am Donnerstagabend. Ich will nicht wissen, welcher „Schmodder" bis dahin aus meinem Arm gelaufen wär oder wie es mir bis dahin ergangen wäre.

In der zweiten Klinik wurde ich für die OP aufgeklärt und binnen kürzester Zeit samstags operiert.

-Entschuldigung an meine neuen zukünftigen Kollegen.-

Eine Stunde später wurde mir vom Chirurgen berichtet, dass es eine Wunde bis zur Faszie sei. Die chirurgisch mit einem 10cm Schnitt ausgeschnitten wurde und man sie offenlassen musste. Meine Infekt-Parameter sind binnen 24 Stunden um das sechsfache gestiegen.

Am Montag den 22.8. 2022 müsse die Wunde erneut ausgeschnitten und sekundär vernäht werden. *Herzlichen Glückwunsch, Drogen for free!*

Hätte man mich im 1. Klinikum nicht 7 Stunden mit durchgesifftem Unterarm warten lassen, die Wunde einmal ordentlich debridiert und i.v. Antibiose hätte man sehr wahrscheinlich den Verlauf und so die chirurgischen Eingriffe in Narkose verhindern können. #hättehättefahrradkette.

Was ihr hier lesen könnt sind Behandlungsfehler, die nicht hätten passieren dürfen. Man fragt sich, wie das zustande kommen kann.

Übermüdung, von mir und dem Arzt? Meine Schmerzen? Hoffnung? Personalmangel? Die Nerven, die Blank lagen usw…

Leider sind das alles Situationen, die nicht das erste Mal passiert sind und sicherlich auch nicht das letzte Mal passieren werden. Unser Gesundheitssystem ist am Ende. Die Frage ist, ob wir es noch retten können und wenn ja, *„ Wie?"*

BERLIN – NEUE STELLE - Neues Glück 2.0

Nachdem ich meiner ersten Station in Berlin binnen kürzester Zeit den Rücken zugedreht habe, geht es weiter. Irgendwie war ja klar, dass es nicht das letzte Mal gewesen war. Dafür dieses Mal.

-Das ist ein Versprechen, das ich mir selbst geben muss!-

Nach nur zwei Tagen fühle ich mich wie zuvor, in meiner alten Klinik, in der Anästhesie. Die Möglichkeiten der Einarbeitung sind begrenzt. Die Kollegen sind nett und hilfsbereit, aber auch nicht super glücklich, dass ich bereits am 2. Tag eigentlich alleine im Saal stehe. An sich macht mir das nichts aus, die Narkose wird ja nicht neu erfunden, aber geht es nicht einfach um das Prinzip. Dass man ein Recht auf seine Einarbeitung hat, um erstmal mit den Strukturen und Örtlichkeiten fein zu sein und anzukommen.

Ein Tag alleine in einer neuen Fachrichtung. Am nächsten wieder zu zweit in einer, die ich bereits kenne. Alles abhängig vom Personalschlüssel. Die Stimmung an sich ist bedrückt. Man spürt die Kraftlosigkeit und die Erschöpfung. Spätestens im Aufenthaltsraum herrscht eine kühle Atmosphäre aus der ich mich gerne zurück ziehe. Ich verbringe meine Pause unten im Innenhof, obwohl es sehr kalt ist. Hauptsache nicht im selben Ort sein, damit ich die negative Energien nicht aufnehme.

Nach nicht mal drei Wochen, habe ich das Gefühl, ich bin wieder im Hamsterrad. Tag ein-Tag aus das Gefühl, wir drehen uns im Kreis. Und ein Lichtblick *„hier"*, ist nicht in Sicht. Dann kommt wieder der Moment, in dem ich alles in Frage stelle:

Meine Berufswahl, meine Einstellung zu Leben und Tod. Die Entscheidungsfreiheit, das System, die Medizin. Meine Wünsche.

Meine eigene Gesundheit und was mir das ganze Wert ist. Und „WIESO" ich wieder zurück ins Krankenhaus bin, obwohl ich genau wusste, dass ich mit solchen Situationen wieder öfters zu tun habe.

Und dann, fällt es mir wie Schuppen von den Augen. Ich fühle mich ohnmächtig, wie damals auf der Intensivstation als unser Handeln begrenzt war.

Eine 83-Jährige Frau kommt in die Einleitung. Beim Umlagern hatte sie bereits so starke Schmerzen, dass sie ein starkes Betäubungsmittel benötigt hatte. Mehr als Wimmern brachte die arme Seele nicht mehr aus sich heraus. Sie sollte operiert werden, da sie eine alte infizierte Hüfte hat. Bei der Übergabe von der Intensivstation erfahren wir, dass sie eigentlich eine Patientenverfügung hat und sie das alles eigentlich gar nicht möchte. Der Sohn sich aber für alle möglichen Therapien entschlossen hat.

Hier ist das Drama mit der Patientenverfügung. Die einen haben sie, aber nur 0815 geschrieben. Die anderen haben sie und keiner weiß davon, weil sie nirgends hinterlegt ist und dann gibt es die Situationen bei dem sie komplett fehlt und die Familie entscheiden soll. Eine optimale Lösung habe ich hierbei leider selten erlebt.

Da lag sie also. Die ältere Dame hatte bei Raumluft eine Sauerstoffsättigung von 48 %. Natürlich geben wir ihr über die Maske Luft zum Atmen. Doch die Vorstellung nun eine Narkose zu machen, war für mich und meine Kollegin so einschüchternd, dass wir beide uns ratlos ansahen und uns ein komisches Gefühl überkam. Nicht gerade die besten Voraussetzungen für eine Narkose oder eine OP. *Vielleicht auch eher ein Fall für eine palliative Therapie mit Morphin?* Das ist nicht nachvollziehbar in meinen Augen, aber wie man in solch einer Situation entscheidet wissen wir erst, wenn es soweit sein sollte.

Ich bin im Raum, halte mich aber zurück. Habe für mich entschlossen, mich zu weigern und schreite nur im Notfall ein.

Meine Kollegen leiten die Narkose ein mit kreislaufunterstützenden Medikamenten. Als sie gestützt stabil ist, soll ich in meine Pause gehen.

Als ich zurück bin erfahre ich, dass die Ärzte: Operateure als auch Anästhesisten sich einer Meinung waren, dass die Frau diesen Monat nicht überstehen wird. Nun liegt sie beatmet auf der Intensivstation, keiner weiß, wie lange der Weg nun noch sein wird. Ist der Tubus erstmal drinnen, ist es schwer für Angehörige zu akzeptieren oder gar zu erkennen, wann ein Mensch eigentlich gar nicht mehr da ist. Sie denken der Brustkorb hebt sich, also ist sie am Leben. Doch manchmal sind es auch einfach nur die Maschinen, die genau dafür gemacht wurden. Und leider passiert das so oft.

Es werden Intensivpatienten gebaut, deren Prognose von vornherein sehr schlecht ist.

Meine Frage nun: *„ Wie weit sind wir bereit zu gehen? Über unsere ethisch-moralische Einstellung?"*

Ich habe nun für mich entschieden, dass ich dieses System verlassen muss.

Um mich selbst zu schützen, denn diesen Kampf zwischen Verstand, meiner Einstellung und *„das ist deine Arbeit"* möchte ich nicht länger in mir tragen. Als müsse meine Seele sich teilen. Also lasse ich, alles, was ich die letzten Jahre aufgebaut und mir erarbeitet habe, ziehen.

Die Liebe, Respekt, Wertschätzung, Trauer und Hoffnung an dich, die Zukunft als Krankenschwester.

Tschüss, Ade…- du zerplatzter Wunsch auf Besserung im System. Ich verabschiede mich von meinem inneren Kampf und gehe neue Wege. Neue Wege, die meine Seele nicht immer wieder aufs Neue zerreißen.

LETZTER AKT

25 Jahre- Burnout.

-Vielleicht hätte ich lieber das als Buchtitel nehmen sollen, da sich sicherlich eine Menge Menschen angesprochen fühlen würden.

Da war sie nun, die Diagnose, vor der ich all die Jahre versucht hatte wegzulaufen und von Klinik zu Klinik sprang.

Nun ist es endlich an der Zeit Abschied zu nehmen. Von einer Beziehung, die mich viel zu lange in Fesseln hielt. Ich muss mich schweren Herzens von dem trennen, das mich die letzten knapp 10 Jahre begleitet hat. Das mir das Gefühl gab, sicher zu sein. Einen Teil meines Lebens, der mir Sinnhaftigkeit und das Gefühl gebraucht zu werden gab. Es ist an der Zeit sich von all dem Ballast zu trennen. Mir bleiben so viele Momente in Erinnerung.

Die Schlechten waren mir eine Lehre, an denen ich wachsen konnte. Ich habe zu lange versucht an etwas festzuhalten, dass meine Seele in zwei Spalten wollte. Als Dankeschön bekam ich das Geschenk, neue Lösungen und Wege für mich zu finden. Eine neue Welt kennen zu lernen, die mir bis dahin komplett verborgen blieb. Ich habe so lange versucht, all die Gefühle und Emotionen für mich zu behalten, da ich das Gefühl hatte mich versteht sowieso keiner. Obwohl ich ganz genau wusste, dass der Moment eintreffen würde, habe ich nicht daran geglaubt, dass es innerhalb kürzester Zeit passiert. Innerhalb ein paar Stunden, hat es bei mir einfach den Lichtschalter ausgeknipst und ich stand alleine da, in völliger Dunkelheit. War nicht mehr in der Lage mich bei meinen Kollegen zu verabschieden, wie ich es gerne getan hätte. **Ich war einfach weg.**

Von der Bildfläche verschwunden. In meinem Nest,

zusammengebrochen und wurde von meinen Emotionen übermannt. Innerhalb kürzester Zeit, hat sich mein komplettes Leben auf den Kopf gestellt. Meine Verbindung zu mir selbst. Meine Ansichtsweise auf andere Menschen und auf unsere Gesellschaft. Die Art und Weise, wie wir miteinander umgehen. Es hat alles schon viel früher begonnen und in mir gebrodelt, bis der letzte Tropfen alles zum Überschwappen brachte.

In den letzten Jahren habe ich so viel hinter mir gelassen „NUR" für diese Arbeitsbeziehung. Meine Freunde, Familie, Beziehungen, Hobbys, Dinge die mir Spaß machen, einfach nur um für die Arbeit da zu sein, für andere da zu sein. Ich habe mich selbst so lange an zweite Stelle gesetzt. Nun musste ich schmerzhaft spüren wie es ist, wenn einmal alles zerfällt.

Lernen damit umzugehen. Loszulassen. Es zu zulassen. Mich wieder zu erden, um neue Wege zu gehen. Zulassen, dass sich seit Monaten mein komplettes Leben neu ordnet. Ich bin aufgewacht und habe meine Augen geöffnet. Sehe das Leben ungefiltert.

Ich spüre, wie es mich traurig stimmt, dass ich das alles erst erlcbcn musstc und ich nicht schon vicl frühcr auf mich und mcin Instinkt gehört habe. Ich muss mir eingestehen, dass ich viel zu lange weghören wollte und dass mein Körper mir gezeigt hat, dass es ihm nicht gut ging.

„Nur noch einmal ...", das war die größte Lüge, die ich mir die letzten Jahre selbst erzählt hatte. Und nun fühlt es sich an, als lasse ich einen Teil von mir einfach zurück. Gebe meine Schlüssel ab und schließe die Tür hinter mir zu.

Damit sich neue Türen öffnen können. Eine ungewisse Zukunft, ohne Plan. Treiben zu lassen was kommt. In mich hineinspüren, was sich gut anfühlt. Den Wunsch nach Sicherheit loszulassen.

Es ist okay, keinen Plan zu haben.

Ich akzeptiere es, so wie es ist und arbeite an mir. Nehme meine Emotionen an und lasse sie zu. Es ist an der Zeit, die Leichtigkeit in mein Leben, als mein Geburtsrecht zu spüren und die mir über all die Jahre aufgezwungene Disziplin abzulegen und zu leben.

Ruhe in Frieden,

mein zerbrochener Teil als Krankenschwester, der sich selbst opferte um anderen zu helfen.

Ich zünde dir eine Kerze an, mache das Fenster auf und lasse dich ziehen, damit Neues in mein Leben treten darf.

FAZIT

Wie oft stellen wir uns die Frage, „*Warum*" wir eigentlich etwas tun?

Nun, wenn du mich schon etwas länger kennst, weißt du vielleicht was für ein Kopfmensch ich bin. Wie oft ich mir die Frage schon gestellt habe, „*Warum*" ich nochmals angefangen habe im Krankenhaus zu arbeiten. Nachdem ich die letzten Male doch immer wieder enttäuscht wurde und doch immer wieder zurück gekommen bin.

Die Antwort, wofür ich nun mehrere Jahre gebraucht habe…

Ich bin damals reingerutscht und habe dann gelernt diesen wunderbaren Beruf zu lieben. Habe mit meinen Kollegen eine wundervolle Dynamik entwickeln können, für die ich so unglaublich dankbar bin. So viel Lebenserfahrung und Persönlichkeitsentwicklung durchgemacht und dann mit einem Schlag gemerkt, dass ich durch die Rahmenbedingungen und Strukturen nur begrenzt den Menschen helfen kann. Und dann passierte es, dass sich mein Körper immer wieder sträubte. Ich hatte das Gefühl, mir würde jemand Handschellen anlegen und mich abbremsen. Stand da, als wäre ich in Ohnmacht gefallen und mein Wunsch den Menschen ganzheitlich zu helfen hatte eine Handbremse, namens „Gesundheitssystem". Mit allen Facetten des Personalmangels, Zeitdruck, Fallpauschalen, Überstunden, …

Was also nun?

Nach acht Anläufen musste ich traurigerweise feststellen, dass ich als einzelner die Handbremse nicht lösen konnte. Sie ist zu fest angezogen. Vielleicht fühlst du dich genauso in manchen Situationen und kannst das gut mit deiner Freizeit ausbalancieren. Bei mir hat das leider nicht geklappt und ich bin stolz, dass ich es mir mittlerweile eingestehen kann. Dass ich für mich entschieden habe, einen anderen Weg einzuschlagen, weil ich einfach sehr sensibel bin und das sollte in unserer Zeit keine Schwäche sein.

Letztlich kann ich euch nur sagen- „Hilfe zur Selbsthilfe.!"

Achte gut auf dich. Wenn es so weiter geht, gibt es vielleicht bald niemanden mehr, der sich um dich sorgen kann. Keine Arbeit ist es wert, dich jemals an zweite Stelle zu setzen.

Du bist es wert geschätzt und respektiert zu werden. Darfst Fehler machen und weinen. Deine Emotionen wahrnehmen. Einfach alles rauslassen und loslassen, was dich runterzieht. Sei es ein Mensch, ein Ort, ein Kleidungsstück oder einfach nur Dekoration. Es lebt sich leichter mit weniger Ballast. Du musst nicht 24 Stunden einen Ziegelstein mit dir rumtragen. Wirf ihn metaphorisch in den Ozean und sortiere dein Leben aus. Du bist wunderbar so wie du bist. Mit all deinen Eigenarten. All deinen Krankheiten. Deinen Persönlichkeiten.

Nimm sie an, denn sie sind ein Teil von dir. Hol dir Hilfe- egal von wo. Auch wenn es anfangs schwer ist, du darfst auch darum bitten. Es ist dein Leben. **Mach es zu etwas Besonderen!**

Steh zu deinen Worten und verbringe Zeit mit Menschen, die dir guttun. Dir neue Energie schenken, ohne etwas dafür zu verlangen. Und gib nur so viel, wie du bereit bist zu geben!

Reflektiere regelmäßig dein Verhalten. Dein Leben. Deine Wünsche und Bedürfnisse, denn auch diese dürfen sich verändern. Wichtig ist, dass du glücklich bist und auf dich achtest.

Mach dich nicht abhängig von einem Menschen, einem Ort oder deiner Arbeit. Die Welt ist viel zu schön um dich klein und zurück zu halten. Wechsel den Job, wenn er dir nicht gefällt. Probiere dich aus. Trink den Wein, wenn er dir gut tut. Und probiere unterschiedliche Stationen in deinem Leben aus. Verlasse deine Komfortzone, wenn du den Wunsch auf Veränderung hast und triff Entscheidungen, die dich nach vorne bringen. Es gibt keinen falschen Weg-es ist DEIN Weg.

Am Ende interessiert dein Lebenslauf sowieso keinen. Das ist einfach nur ein Glaubenssatz, den wir eingetrichtert bekommen. Lücken sind „*okay*" und wer heutzutage nicht versteht, dass man auch einmal Zeit für sich braucht…Darf in meinen Augen gerne jemand anderen einstellen.

Wir sind nicht hier um 40 Stunden zu arbeiten, 30 Tage Urlaub im Jahr zu haben und uns bis zur Rente aufzusparen. Wir sind hier um die Welt voran zu bringen. Unser Potential auszuschöpfen und glücklich und fröhlich zu sein- auch jetzt schon. Das ist unser Geburtsrecht, vergiss das niemals.

Alles in deinem Leben, egal welche Emotion, hat seinen Grund. Du wirst es nicht immer gleich verstehen. Irgendwann wird dir ein kleines Licht aufgehen und du weißt genau, das war der Grund. Schlüsselmoment werden kommen.

94

Jede Zeit geht vorbei, auch die schlechten Phasen. Das gehört leider dazu, aber es wird nicht für immer anhalten, dessen darfst du dir bewusst werden.

Nimm dir die Zeit, die du brauchst und höre auf dich. Du wirst deinen Weg gehen.

Ich wünsche dir viele tolle Momente. Sonnenschein im Herzen und Liebe im Leben. Viel Kraft für die schweren Phasen und eine schöne Zeit mit deinen Liebsten. Ein Strahlen von Innen - Lass dein Licht frei und fang an zu leuchten. Das ist das schönste, dass du dieser Welt schenken kannst.

Es beginnt mit DIR! Du bist herzlich eingeladen, dich auf deine Reise zu begeben und wenn du möchtest unterstütze ich dich dabei.

Du bist auf der Suche nach dem Sinn deines Lebens?
Du suchst dein „WARUM"?

Und möchtest ein selbstbestimmtes Leben führen voller Leichtigkeit und Freude?

Du möchtest dein volles Potential entwickeln?
Du suchst Antworten in deinem Leben?

Es ist immer sinnvoller zu wissen, dass man ein Ersatzrad im Kofferraum hat. Statt erst danach zu suchen, wenn der Unfall passiert ist.

#don'tbeafraid #noexcuses #littlebylittle #backtotheroots

Heilung dauert seine Zeit. Wir müssen nicht den gesamten Ballast alleine auf unseren Schultern tragen.

Ich möchte dir helfen zu heilen. Dir dabei helfen deine Maske abzulegen. Authentisch zu sein und ein freies, glückliches Leben zu führen.

Es beginnt mit dir! #Hilfezurselbsthilfe

Körper, Geist, Seele und Schatten zu einer Einheit zu transformieren. Zu akzeptieren, zu lieben und zu leben. Eine neue Form des ganzheitlichen Coachings. Mit einer Community, die wir uns heutzutage nur im Traum vorstellen können.

NEUGIERIG?

Dann bist du herzlich eingeladen, mich auf Instagram zu besuchen und zu kontaktieren.

Dort findest du in meinen Links eine Mediathek, als auch verschiedene Kontaktmöglichkeiten, sowie meinen 'Conscious Circle', wo alle Events und Wissenswertes geteilt werden.

Ich freue mich über deine Nachricht.

SELBSTSTÄNDIGKEIT

Nun habe ich noch mehr Ideen und Inspirationen. Ich weiß noch nicht, wo ich beginnen soll. Es öffnen sich neue Tore und Wege, die früher viel zu schwer gewesen wären. Heute spaziere ich hinein und setzt mich an den Tisch. Genieße alles um mich herum, als wäre ich erfüllt voller Freude. Doch wie kam es zu diesem Phänomen?

Vor einem Jahr hätte ich mir nicht erträumt, heute hier am Wasser zu sitzen. Ich habe den gesamten Tag damit verbracht herauszufinden, wie ich mich selbstständig mache mit dem was mir Freude bereitet. Welche Regeln es zu beachten gibt. Wo ich mich melden muss und was alles auf mich erstmal finanziell zukommen wird. Erstellen von Visitenkarten, Homepage, Finanzamt, Steuerberater, Produktauswahl, Abrechnungen, …

Ich versuche mir Informationen von überall einzuholen. Termine beim Arbeitsamt und so weiter. Umschulung? Unterstützung? Alles Dinge, die zeitintensiver sind, als man denkt. Energiefresser und definitiv eine Geduldsprobe für mich. Aber ich mach es. Egal, wie lange es dauern wird. Mit Tipps und Feedback von meinen liebsten Menschen. Ich kann euch nicht sagen, wie lange es dauern wird. Aber ich bin mir sicher, wenn dieses Buch hier veröffentlicht wird, werdet ihr mich finden. Meinen Namen. Meine Seite. Meine Intuition. Meine Passion. Meine Geschichte und mich mittendrin. Ganz klein. Am Wachsen. So wie wir es als Kind lernen mussten zu laufen. Muss ich nun lernen zu schwimmen. Im großen Meer der Selbstständigkeit. Ja, vielleicht werde ich sogar ein „Aussteiger", um dem System zu entfliehen. Keiner weiß, was kommen mag, lassen wir uns alle gemeinsam überraschen.

Ich möchte euch hiermit den Impuls geben...

- ✔ wenn du ständig über etwas nachdenkt? -Tu es.
- ✔ wenn du unzufrieden bist mit deinem Leben? -Ändere es.
- ✔ wenn du nicht glücklich bist? -Werde glücklich. Du kannst dich bewusst für dein Glück entscheiden.
- ✔ wenn du dich bisher nur in der Opferrolle gefunden hast? -Finde dich selbst. Stopp dich in der Opferrolle zu sehen und breche aus.
- ✔ Du hast es verdient geliebt zu werden.
- ✔ Du hast es verdient ein Leben in Wonne und Leichtigkeit zu führen. Ein Leben, bei dem du der Regisseur bist! Schreibe einen Blockbuster.
- ✔ Du bist einzigartig und genug!
- ✔ Erkenne deinen Wert und lass nicht zu, dass jemand dich zum Zweifeln bringt. Nur so kannst du dein gesamtes Potential auch wirklich erkennen!
- ✔ Hab Vertrauen in dich.
- ✔ Steig aus deiner alten Welt aus.
- ✔ Schau nach vorne und nicht zurück. Nach oben und nicht nach unten.
- ✔ Es ist dein Leben. Du entscheidest, wie du es lebst, ob du lebst, wann du lebst und mit wem du lebst. Vielleicht fehlen dir manchmal die Antworten, aber sie kommen. Du musst dich nicht anstrengen. Du tust so viel. Hör in dich hinein. Finde dich. Sei die beste Version von DIR!

Goodies, Tipps & Tricks

Werde dir bewusst, dass negatives Denken und Zweckpessimismus dich nicht vor unangenehmen Erfahrungen und Schmerz schützen. Erst alles aufarbeiten zu müssen, damit es besser werden kann, ist ein gewaltiger Denkfehler. Du musst Frieden mit dir finden und dir vergeben. Deine Kindheit ist vorbei, es kann dir niemand mehr wehtun, den du nicht an dich ranlässt. Probleme, die neu kommen, kann man im Hier und Jetzt lösen. Wenn du Sport machst, dann mach es aus Freude und im Freien. Deine Augenbewegung steigert die Produktion von Glücksgefühlen. Also nimm dir bewusst Zeit für dich. Manchmal reicht eine neue Perspektive, um auch für den Rest des Weges ungeahnte Kräfte zu mobilisieren. Perfektionismus ist reinste Selbstausbeute. Er ist nur im Moment und verändert sich durch die Umwelt und andere Faktoren. Die beste Liebe gegen Burnout ist radikale Selbstliebe. Schreib dir eine Ziele-Werte-Liste und passe sie regelmäßig an. Es gibt dir Struktur und du kannst deine Erfolge feiern.

Kleine To-do's, die du ab sofort einführen kannst

1. Dankbarkeit: Teile dein Glück und zelebriere auch die kleinen Erfolge auf deine Art und Weise.
2. Ordnung: Ordnung im Außen bedeutet auch Ordnung im Inneren- weniger ist mehr.
3. Selbstliebe: 2 Min. lächeln am Tag. Vergib dir selbst lovely soul.
4. Dein Strahlen: Lass los und finde deinen eigenen Flow!
5. Liebe: Handle aus Liebe- nicht lästern.
6. Lebe im Jetzt: Lerne zeitlos glücklich zu sein mit dir.
7. Nächstenliebe: Schenke deinen Liebsten eine lange und feste Umarmung.
8. Bewegung: Motivier dich und deine Freunde- gemeinsam macht es meistens mehr Spaß.
9. Ernährung: Probiere dich doch aus und versuch einmal die Woche ein neues Gericht zu zaubern. Achte darauf, dass du genug Nährstoffe zu dir nimmst. Auch hier stehe ich dir gerne unterstützend zur Seite- schreib mich einfach an.
10. Achtsamkeit: Finde deine morgendliche Routine und tanz dich immer wieder mal glücklich.
11. Beziehung: Du darfst deine Wünsche und Bedürfnisse äußern ohne dich dafür zu entschuldigen. Du darfst „nein" sagen. **Ein „NEIN" zu jemand anderem ist ein „JA" zu dir selbst.**

Die Menschen sind erst dann bereit etwas zu ändern, wenn der Druck hoch genug ist. Sei klüger, als die anderen, sei klüger als ICH. Mach nicht dieselben Fehler, die andere schon getan haben.

Raus aus der Angst – How to handle

- Warnsignale wahrnehmen: Höre mehrmals täglich in dich hinein, beobachte dein Verhalten, und vor allem körperliche Symptome.
- Auslösende Substanzen meiden: Neigst du zu Psychosen, dann probiere doch lieber CBD oder ätherische Öle, die können dich genauso runterbringen.
- Höre auf dein Bauchgefühl, es wird dir sagen was richtig und falsch ist.
- Baue die Neuroplastizität deines Gehirns aus und schule sie: Dein Gehirn ist ein bewundernswertes Organ und kann sich bis ins hohe Alter noch neu entwickeln. Falls du bisher eher der Pessimist warst und keine Erfüllung gefunden hast, probiere doch einfach mal glücklich zu werden und voller Optimismus in den neuen Tag zu starten.
- Mache nachhaltige Veränderungen, die längst fällig sind, sei ehrlich zu dir.
- Versuche die 10-Satz- Methode
  - o Wie wäre mein Leben, wenn es richtig klasse wäre?
  - o Bilde positive Sätze in der Gegenwart.
  - o Konkrete Gedanken und Wünsche mit Feinheiten, umso besser kannst du sie visualisieren.
  - o Realistische kleine Etappenziele setzen und diese feiern.

- 5-Kanal-Technik (mit allen Sinnen wahrnehmen)

- Musterunterbrechungen:
  - STOP-TECHNIK: Stell dir vor deine negative Situation spielt im TV auf einer Seite des Gehirns ab. Versuche sie nun auf die andere Seite zu versetzen. Es wird das gesamte Bild verändern. Schiebe dein negatives Bild vor deinem inneren Auge von links nach rechts oder umgekehrt; Pitching: ins lächerliche ziehen, einen Cartoon daraus machen
  - ZOOM-TECHNIK: Negatives Bild vorstellen und kleiner werden lassen, bis zu dem Punkt, an dem man es nicht mehr sieht und ein „POP-UP" des positiv veränderten Bildes genießen kann.
  - SLOW-MOTION
- Arbeite an deiner Körperwahrnehmung, betrachte dich vor dem Spiegel. Fass dich an. Umrande deine Hülle. Schenke dir selbst Aufmerksamkeit- dafür brauchst du keinen anderen Menschen.
- EMBODIMENT: Stift in Mund und lächeln- fördert das Muskelgedächtnis
- POWERPOSE
- CHEFPOSE
- FOKUSKONTROLLE auf bisher Erreichtes, mache hierfür gerne eine Mindmap.
- Fremdsprachentrick: Negative Gedanken übersetzen – gar nicht so easy.
- Reframings: Umdenken ins Positive
- Raus aus Generalisierungsfalle: immer, nie, alle, jeder, ständig, dauernd, keiner, man- sollten aus deinem Wortschatz gestrichen werden.

Menschen verändern sich nur aus 2 Gründen:

Große Schmerzen oder große Ziele.

Es gehört so viel Mut dazu sich so zu zeigen, wie du wirklich bist.

DANKBARKEIT

Um Dankbarkeit in der heutigen Zeit zu empfinden muss man es erst einmal richtig lernen. Wir leben auf dieser Welt und denken die meiste Zeit nur darüber nach, was wir nicht gemacht haben oder was wir nicht haben. Das ist auf Dauer einfach sehr anstrengend und definitiv auch nicht gesund. Es ist wichtig, sich die kleinen Dinge im Leben gegenwärtig zu machen.

Ich bin unglaublich dankbar für meine Freunde. Dankbar, für die Fortschritte, die ich die letzten Jahre gemacht habe und die noch kommen werden. Dankbar, hier sein zu dürfen und mich auszuprobieren. Dankbar für kleine Spaziergänge. Für jedes Projekt, dass ich neu beginnen kann und jeden Kaffee. Für das Internet, die Küche, ein Dach über dem Kopf. Ja, sogar dankbar für eine Türe die ich jederzeit schließen kann, wenn ich mal Zeit für mich alleine benötige. Glücklich über eine warme Decke, die mir eine Umarmung schenkt und mir einen sicheren Ort bietet. Dankbar für fließend Wasser, das eines der kostbarsten Schätze auf diesem Planeten ist. Und unglaublich froh, dass ich mir den Wunsch erfüllt habe mir meine beiden Katzen geholt zu haben, die einfach besonders sind als die Meisten. Da sie mir jeden Morgen ein lächeln ins Gesicht zaubern, wenn sie mich wecken und eine Runde schmusen wollen, bevor der Tag beginnt. Dankbar über jeden Tag auf dieser Erde, auch wenn das Leben eine Achterbahn ist.

Ich gebe dir den Rat dir täglich ein paar Dinge aufzuzählen, die dich glücklich machen oder wofür du dankbar bist. Falls du gerade nicht genau weißt wie du beginnen könntest, …

...ich bin dankbar für ein Dach über dem Kopf, Gesundheit, Sexualität, Liebe, Freunde, Essen, eine Tür für mein Zimmer, Bars, Cafés, Restaurants, Kino, Clubs, Kletterhallen, Wasser, Kleidung, Musik, Freizeit, die Chance zu träumen, Urlaub und die Möglichkeit zu reisen, öffentliche Verkehrsmittel, Nachbarn, einen Garten, meine beiden Haustiere, Vogelgezwitscher, einen Spaziergang, die Möglichkeit zu sprechen, schreiben, lesen, meine freie Meinung zu äußern, Kunst, Hoffnung, hilfsbereite Menschen, Gesellschaft um mich, Yoga, Reiki, Selbstliebe,...

Führe die Liste gerne fort mit deinen Lieblingen und tausch dich gerne mit den Menschen in deinem Umkreis aus. Du wirst merken, es gibt eine Menge Dinge, für die man Dankbar sein kann, oft sehen wir nur den Wald vor lauter Bäumen nicht und müssen uns erst wieder sensibilisieren und uns dessen Bewusst werden.

Großes DANKESCHÖN

Hier möchte ich mich bei all den wundervollen Menschen bedanken, die mich bisher auf meiner Reise begleitet haben. Ohne euch fehlt der Welt ein Stück der Poesie. Danke für die schönen Erinnerungen. Für das gemeinsame Weinen und Lachen. Für eure aufbauenden und ehrlichen Worte. Dass ihr mir durch gute & schlechte Zeiten geholfen habt und ihr gemeinsam mit mir Erfolge feiert. Ihr seid wunderbare Seelen und ich wünsch euch allen nur das BESTE! Ganz besonderen Dank an…

Donia- du bist die große Schwester, die mir meine Grenzen zeigt und die mich immer wieder konfrontiert. Deine Ehrlichkeit und dein Vertrauen in die Welt schätze ich so sehr an dir. Du bist unglaublich stark! Danke, dass du Teil meiner Familie bist.

Mark- gemeinsam haben wir die schlimmste Zeit hinter uns gebracht und sind auf dem Weg gemeinsam gute Erinnerungen zu schaffen, die wir uns so sehr als Kinder gewünscht haben. Ich wünsche mir für dich, dass du glücklich wirst und deine Seele Frieden finden wird. Du darfst deine Gefühle zu lassen und deine Atome zum Schwingen bringen.

Janna und Lara danke für euren Tritt in den Hintern. Für die gemeinsame Zeit in der WG, die Gin-Experimente und die Poolgeschichten. Gerne mehr davon. Ihr beide habt mir gezeigt, dass man selbst in den schlimmsten Momenten nicht alleine sein muss. BIG HUG to you girls.

Leo- du und dein kreatives Köpfchen habt eine unglaublich schöne Ausstrahlung. Danke, dass du mich ein Stückchen näher zu mir selbst gebracht hast.

Andrea & Martin- lieben Dank für eure herzliche Art, die gemeinsame Zeit auf der Arbeit und das heilsame Miteinander. Ihr habt mir jeden Tag ein bisschen besser gemacht um diese Zeit gut in Erinnerung zu behalten.

Lukas & Theresa ihr beiden seid meine Vorbilder und habt mir in kürzester Zeit vorgemacht, wie wenig man braucht um glücklich zu sein. Allein strahlt ihr hell-gemeinsam seid ihr wie die Milchstraße.

Sonnenschein- du hast mir gezeigt, dass selbst nach dem schlechtesten Start ein Regenbogen auf einen wartet. Danke für deine Liebe, deine sanfte Art, dein Strahlen und all die schönen Momente, die wir bisher hatten. Du bist mein Ruhepol. Ich freue mich auf die gemeinsame Zeit- mögen sich die schönen Momente gemeinsam mit dir summieren. Viele gemeinsame Abenteuer kommen. Und die schlechten Phasen vorbeiziehen- mit dir ist das größte Leid aushaltbar. Du schenkst mir jeden Tag aufs Neue einen sicheren Hafen, das Zuhause, dass ich all die Jahrzehnte gesucht habe. Zuhause ist kein Ort, keine Wohnung, kein Zelt. Sondern da, wo du mit mir bist. Du bist mein ZUHAUSE.

Vergebung

Ich vergebe MIR!

Dass ich so lange Zeit so streng mit mir war.

Mich selbst immer mit den kritischsten Augen betrachtet habe und mich im Perfektionismus lange verrannt habe, ohne mir auch nur eine Pause zum Durchatmen zu gönnen.

Dass ich nicht früher auf mich und meinen Körper gehört und geachtet habe. Und der Meinung war, ich müsste mein Leben im Sprint durchgehen.

Und die Tatsache, dass ich so lange gebraucht habe um mich selbst zu lieben. Dass ich jahrelang mich nach Wertschätzung und Anerkennung sehnte und mehr auf die Aussagen anderer vertraute, als mir selbst, meinem Verstand und meiner inneren Stimme.

Wie spät ist es? Jetzt

Wo bin ich? Hier.

Wer bin ich? Ich.

Ich bin genug.

-never forget.

Manchmal braucht man nur einen
Menschen, der an dich glaubt.
Nämlich sich selbst! ♥
Much LOVE,

Nina-Fabienne

ÜBER DIE AUTORIN

Ich bin Nina-Fabienne, geboren am 30 November 1996 in einer
Kleinstadt namens Crailsheim. Gemeinsam mit meinen beiden
Geschwistern und unseren Eltern sind wir auf einem Bauernhof
aufgewachsen. In jungen Jahren bin ich von zu Hause ausgezogen
und begann eine Ausbildung zur
Gesundheits- und Krankenpflegerin. Seit meinem Examen war ich
in unterschiedlichen Funktionsbereichen (Intensivstation,
Notaufnahme, Anästhesie) tätig und auf der Suche nach meinem
Platz, den ich leider nicht im Gesundheitssektor finden konnte.
Aufgrund gesundheitlicher Probleme musste ich meinen Beruf
aufgegeben und die Chance ergriffen, nun meiner Berufung zu
folgen. Seither kombiniere ich Spiritualität mit ganzheitlicher
Gesundheit in Form von Yoga, Aura-Chakra-Reading,
Aromatherapie, Reiki, Wellnesstherapie und Conscious Mentoring
um Menschen weiterhin zu unterstützen und zu begleiten. Ich habe
in den verschiedensten Städten Deutschlands gelebt und gehe
dahin, wo der Wind mich trägt.